# 科学补钙应对骨质疏松

主　编　秦正红
副主编　张顶梅

苏州大学出版社

**图书在版编目(CIP)数据**

科学补钙应对骨质疏松 / 秦正红主编. --苏州：
苏州大学出版社，2024.2
ISBN 978 - 7 - 5672 - 4714 - 7

Ⅰ.①科… Ⅱ.①秦… Ⅲ.①骨质疏松－防治 Ⅳ.
①R681

中国国家版本馆 CIP 数据核字(2024)第 019330 号

书　　名：科学补钙应对骨质疏松

主　　编：秦正红
责任编辑：王晓磊
装帧设计：吴　钰

出版发行：苏州大学出版社(Soochow University Press)
社　　址：苏州市十梓街1号　邮编：215006
印　　装：丹阳兴华印务有限公司
网　　址：www.sudapress.com
邮　　箱：sdcbs@suda.edu.cn
邮购热线：0512-67480030
销售热线：0512-67481020

开　　本：700 mm×1 000 mm　1/16　印张：7　字数：115 千
版　　次：2024 年 2 月第 1 版
印　　次：2024 年 2 月第 1 次印刷
书　　号：ISBN 978-7-5672-4714-7
定　　价：30.00 元

凡购本社图书发现印装错误，请与本社联系调换。服务热线：0512-67481020

# 本书编写组

（按姓氏笔画排序）

卢海平　贵黔国际总医院
刘可可　苏州人本药业有限公司
刘金月　贵黔国际总医院
芮　奕　苏州大学巴斯德学院
张　浪　重庆西区医院
张顶梅　遵义医科大学附属医院
胡明行　苏州人本药业有限公司
俞义文　苏州大学巴斯德学院
秦正红　苏州高博软件技术职业学院健康科技研究所
曹　金　成都市金堂县第二人民医院
裴　岩　中国保健协会

# 前　言
Preface

在人口老龄化趋势快速上升的当代，骨质疏松症、骨关节病等骨骼疾病发生的概率越来越高。据统计，目前全世界约有 2 亿骨质疏松症患者；全世界 50 岁以上的人群中，女性的骨质疏松症患病率要高于男性，女性约为 33%，男性约为 20%。每年因骨质疏松导致骨折的人数高达 890 万人，也就是每 3 秒就有 1 例骨质疏松症患者发生骨折。随着我国逐步步入老龄化社会，骨质疏松症患病率也在不断地升高，我国目前的骨质疏松症患者高达 9 000 万。预计随着老龄化程度不断增加，骨质疏松症患者还会继续增加。骨质疏松症最大的危害是骨折，而骨折是老年人健康和生命的重大威胁。超过 30% 的老年人骨折都与骨质疏松有关，因此骨质疏松症的预防和治疗已成为越来越重要的公共卫生问题。当下骨关节疾病与心血管疾病及癌症被世界卫生组织（WHO）列为威胁人类健康的"三大杀手"，每年的 10 月 12 日被定为"世界骨关节疾病日"。

骨质疏松症是可防可治的，但是扭转骨质疏松是一个缓慢的过程。正常情况下破骨细胞消融一块骨质大约需要 3 周时间，而成骨细胞要把这块骨质再完好如初地修复大约需要 3 个月。抗骨质疏松症药物种类非常多，大概可以分为钙补充剂、促进钙吸收药物、抑制骨破坏药物等类。目前临床上已批准用于抗骨质疏松症的药物有阿仑膦酸钠和唑来膦酸。新发骨折伴疼痛患者可考虑短期使用降钙素、维生素 $D_3$、维生素 $K_2$，中药也可酌情使用。欧美国家批准治疗骨质疏松症的药物还包括地舒单抗及甲状旁腺激素类似物（特立帕肽）。

　　为了提高民众对骨骼健康重要性的认识，增强防范骨质疏松症发生的意识，我们编写了《科学补钙应对骨质疏松》一书。本书主要介绍骨骼构造和代谢的基本知识，骨质疏松是怎么发生的，有什么危害；钙、维生素 $D_3$、维生素 $K_2$ 的作用；如何正确补钙和补充维生素 $D_3$ 及维生素 $K_2$，补充钙、维生素 $D_3$ 和维生素 $K_2$ 的不良反应和注意事项；如何监测骨质疏松症的干预效果等基础知识。希望本书能为骨质疏松症患者了解为什么发生骨质疏松和如何正确预防及治疗提供一点帮助。

秦正红

2023 年 12 月

# 目　录
## Contents

# 第一章　骨质疏松的发生

## 第一节　人体骨骼的构造和功能

### 一、骨骼的分类、构造和组成

在人口老龄化趋势逐渐加快的当代，骨质疏松、骨关节病等骨骼疾病的发生率越来越高，骨健康越来越引起人们的关注及重视。为什么骨健康如此重要呢？骨骼是人体内坚硬的结缔组织，如果说人体是一栋房子，那骨骼就是支柱和墙壁，支柱塌了，人体这栋"房子"就散架了。此外，骨骼不但有支撑人体正常运动和保护身体及内脏等功能，还是制造红细胞、白细胞和储存矿物质的场所，能调节血液钙、氢、磷酸氢等离子的电解质平衡及参与钙、磷代谢。由此可见，骨骼对人体健康有至关重要的作用，骨骼健康应该被人们关心和重视。要重视骨骼健康，首先要了解骨骼的分类、构造和组成。

### （一）骨骼的分类

成人共有206块大小不一、形状各异的骨，占人体总质量的20%。根据所在部位的不同，骨可分为颅骨、躯干骨、四肢骨三大类，彼此相连构成人体完整的支架，人体的形状由此基本形成。

### 1. 颅骨

颅骨共有 29 块，包括 8 块脑颅骨、15 块面颅骨和 6 块听小骨，多为板状的扁骨，不同的骨组合在一起围成眼眶、鼻腔、口腔和颅腔等，支撑并决定着一个人的脸部轮廓，并且作为保护罩包裹着人体的"指挥中枢"大脑和感觉器官。

### 2. 躯干骨

成年后，躯干骨共有 51 块，包括 24 块椎骨、1 块骶骨、1 块尾骨、1 块胸骨和 12 对肋骨。其中形状大多不规则的椎骨由 7 块颈椎、12 块胸椎、5 块腰椎组成，并与骶骨和尾骨共同形成脊柱。脊柱是人体的中轴，起到支撑体重、保护脊髓和神经的作用；脊柱的胸段、胸骨和肋骨支持和保护胸腔，脊柱腰骶段和骨连接等共同构成腹壁和盆壁。

### 3. 四肢骨

四肢骨共 126 块，包括两侧各 32 块上肢骨和 31 块下肢骨；多为中空的长骨，其两端膨大叫作骨骺，中间较细的部分叫作骨干；而在手腕和脚踝等牢固且灵活的部位多数为近似长方体的短骨。四肢骨可以使四肢进行屈、伸、收、展和旋转运动。

## （二）骨的构造和组成

骨从外到里主要由骨膜、骨质、骨髓以及血管、淋巴管、神经等组成，以骨质为基础，表面覆盖骨膜，内部填充骨髓。骨质既是骨的主要部分，又是体内钙和磷的储藏库，参与维持骨钙与血钙的动态平衡。骨质的状态好坏直接影响骨骼的健康与否。9 ~ 18 岁是达到最高骨质的关键时期，青春期和青年成人期的骨质流失可能会直接影响峰值骨量，从而增加患骨质疏松症的可能性；40 岁以后，由于骨钙的流失，骨质也会逐渐减少，尤其是绝经 1 ~ 10 年的妇女，每年骨质的丢失率为 1.5% ~ 2.5%。缺钙的老年人是骨质疏松症和骨质增生的高发人群，尤其要重视骨质的健康和钙的补充。而发生骨质疏松症时，骨质因有机物的减少而变薄、变脆且易碎，所以容易引发骨折和其他并发症。

1. 骨质

骨质包括骨密质和骨松质。骨密质位于骨表面，坚硬、致密，有较强的抗压力和抗扭曲力，既有韧性又有弹性。而骨松质分布于长骨两端和短骨内，呈海绵状，由交错排列成网状或片状的骨小梁形成。骨小梁是骨骼内部的主要支架，增加了骨骼的结构强度。皮质骨是保护骨髓和骨小梁的坚硬外壳。随着人体青春期的发育，尤其在 12～15 岁的性成熟期，骨小梁的数量和皮质骨密度会发生变化，从而影响骨强度。医生可以通过定量计算机断层扫描（quantitative computed tomography，QCT）测量皮质骨密度和骨小梁密度，或者通过其他仪器及技术观察到患者（尤其是老年人）的骨小梁变细、变窄、变薄，骨小梁数量减少、骨小梁间隙增宽甚至中断，判断骨微细结构可能被破坏，推知骨量减少，从而考虑骨质疏松的可能性。骨关节炎（osteoarthritis，OA）患者膝关节运动受到挤压容易引起骨小梁轻微骨折。由此可见，骨质健康是人体骨健康的重要方面。

2. 骨质细胞

骨质由骨组织构成。骨组织包括骨质细胞、胶原纤维和基质。细胞是构成人体各种组织的最小单位，骨组织也不例外。骨组织的细胞包括骨细胞、骨原细胞、成骨细胞和破骨细胞。这四种细胞可在合适的条件下相互转换，不停地进行细胞新陈代谢，剔旧骨、产新骨，保证骨的形成、生长和重建，维持骨骼的健康发展。骨细胞可产生新基质，使骨组织钙、磷稳定地沉积和释放，维持血钙平衡，它对骨吸收和骨形成都起作用，是维持成熟骨组织新陈代谢的主要细胞。骨细胞、破骨细胞和成骨细胞都起源于血系单核-巨噬细胞系统。

成骨细胞和破骨细胞在骨代谢中起着至关重要的作用，主要分布在骨膜、骨小梁及骨皮质处。破骨细胞能分泌蛋白水解酶和盐酸，负责骨基质的吸收，相当于骨的"清道夫"，可以使骨组织溶解吸收，使钙离子逸出骨组织，最终导致骨量减少，甚至出现骨质疏松；成骨细胞负责骨基质的合成、分泌和矿化，可以将血液中的钙和磷转运至骨，促进钙在骨沉积。由此可见，破骨细胞和成骨细胞相当于天平的两端（图 1-1）。体内骨的形成或破坏由两者的动态平衡决定，而这种代谢平衡可能会受到甲状旁腺激素、降钙素、糖皮质激素等激素和缺钙、高血糖、缺陷性肾酸化、肝素等疾病或药物的调控。

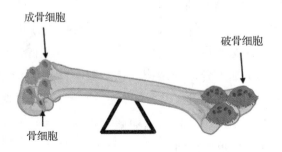

**图1-1 破骨细胞与成骨细胞的平衡**

### 3. 骨基质

骨基质由有机质和无机质构成，这两者间化学成分的平衡也是人体骨骼既坚硬又有弹性的主要原因。有机成分好比"钢筋"，包含胶原蛋白、胶原纤维、生长因子、黏多糖，有较好的韧性，主要参与构成人体骨架和保护骨骼、减缓拉伸对骨的损伤。胶原蛋白占骨骼有机质的90%～95%，是由许多胶原蛋白纤维紧密地捆绑在一起形成的"钢筋束"，富有韧性和弹性，可以很好地帮助骨骼承受外界压力以降低骨骼受损的风险。将骨进行高温煅烧后，骨内有机物被破坏，骨骼虽保持原样和硬度，但骨变得脆且易碎。而无机成分相当于"水泥"，主要是钙、磷和其他少量的矿物质和微量元素，作用是保持骨骼硬度，使骨骼坚实。人体中99%的钙和87%的磷储存于骨骼中，构成骨盐，主要以磷酸钙（84%）、碳酸钙（10%）和柠檬酸钙等形式存在。因此骨基质中的有机质和无机质两者缺一不可，是骨组织生长、分化的外环境，同时也为矿物质沉积和骨转换提供场所，且能调节骨组织的发育、功能及矿化速率等。

骨基质中有机质和无机质的比例随着年龄的变化而变化。儿童时期两者大致各占一半，所以韧带、肌肉较柔软，骨骼弹性和可塑性强。但也正是因为儿童骨骼不够坚硬，当缺钙或受到外界冲击时，易发生变形和柳枝样骨折的问题，甚至会引起儿童"佝偻病"，也就是"X"形腿或"O"形腿。与儿童相比，成年人的有机质和无机质的比例大概为3∶7，有机质随年龄增长逐渐减少，起支撑作用的骨胶原纤维也减少且老化，无机质增加。

到中老年时期，骨变得脆且易折断，增大发生骨折及骨质疏松的风险。此时，单纯补钙并非明智之举，因为如果骨骼有机质这一"钢筋"出现问题，再多的无机质"水泥"也于事无补。

## 二、骨的形成和代谢

### （一）骨的形成

在骨形成的初期，由成骨细胞分泌的胶原蛋白就如"单丝"，许多"单丝"合在一起就成了"线"——胶原蛋白纤维，从而形成了前面所提到的骨基质。随后，钙盐沉积在骨基质表面形成沉积结晶，骨钙相当于一个"大粮仓"，骨头中一部分骨钙用于骨头的正常作用，而另一部分储存起来，一旦血液中缺钙，它就开仓放"钙"。在生长发育过程中，骨骼的生长通过骨沉积和骨吸收的协同作用，使骨骼扩张和延长，最终形成成熟形态。这一骨骼建模过程开始于胎儿生长，持续到骨骺融合，通常在10岁结束。

### （二）骨的代谢

骨的代谢过程，即骨不断修复重建的过程。骨骼每天都会进行新陈代谢。某些激素如甲状旁腺激素、降钙素、生长激素等可以影响骨组织的吸收、形成及分解，从而参与骨代谢过程。

骨的代谢过程有三个步骤。首先破骨细胞大量聚集吸附在旧骨组织上，被激活的破骨细胞吸收陈旧骨细胞，将其溶解，陈旧骨表面出现凹陷，随即骨中的钙离子游离出来，以达到骨吸收和清除陈旧骨的目的。随着旧骨细胞被清除完成，破骨细胞也将消失，随之而来的则是成骨细胞，成骨细胞合成非矿化的骨基质，黏多糖、糖蛋白等黏性物质填补凹陷，同时把钙运至钙化区。最后成骨细胞内合成的胶原纤维形成骨胶原网架，磷酸钙、磷结晶逐渐沉积在骨胶原网架上，骨基质钙化，形成新的骨组织。

在骨代谢的过程中，每天都有一定量的骨组织被吸收，又有一定量的骨组织合成，两者保持着动态的平衡。当骨吸收大于骨形成时，可出现骨丢失，发生骨质疏松、骨软化等；当骨形成而无相应的骨吸收时，则可出现骨质硬化。在儿童期及青春期间，骨形成的速度远超过骨分解的速度，骨骼快速生长，骨钙大量沉积于骨骼内。然而40岁以后，骨钙大量流失，尤其是绝经后的妇女雌激素大量降低，骨钙流失更加明显，导致骨的有机质合成减少、骨量下降、骨质降低，加之其他内分泌疾病、药物等因素的影响，使人易发生骨质疏松症等骨相关疾病。

## 三、骨健康的相关概念

### （一）骨密度

骨骼矿物质密度又可称骨密度（bone mineral density，BMD），它是反映单位面积骨组织中骨矿物质等物质含量的指标。可以根据骨密度值来判断骨量、是否患骨质疏松症及患病程度，若骨密度检查中骨量低于2个标准差或骨量丢失≥25%，可判定为骨质疏松症。人体骨密度在30到35岁达到最高峰，35岁以后逐年降低。

### （二）骨质量

一般情况下，人体受到轻微挫伤都不会骨折，这是因为骨质量在正常范围内时，骨可对抗外来冲击不发生骨折。骨质量对骨质疏松症的诊断和康复有重要的影响，当骨质量减少时，则会增加骨脆性从而造成骨质疏松等危害。

### （三）骨强度

骨强度是骨的内在特性，骨强度值用来表示抗骨折能力。例如，70%骨密度和30%骨质量可代表骨强度的大小，其中骨密度代表骨的"数量"，骨质量代表骨强度的物质和结构基础。骨的强度取决于骨的数量和骨的质量，如果数量过少，质量再好也于事无补。通常情况下，骨的密度大时，骨的强度高。

### （四）峰值骨量

在整个儿童时期，获得骨量的速度相对较慢。随着青春期的开始和青春期身高的激增，骨矿物质迅速增加，在身高达到峰值后不久骨量也达到峰值。

峰值骨量（peak bone mass，PBM）是人一生中所能达到的最大骨量，间接反映了钙的代谢水平。峰值骨量一般在成年早期（20多岁）达到，也受青春期发育状态的影响，是骨骼强度的重要衡量指标。有关研究表明，增加10%的PBM可降低50%的晚年骨折风险。可见，峰值骨量对骨类疾病具有重要参考意义。遗传是影响PBM的主要原因，同时钙的摄入量在儿童和青少年时期PBM的增加中发挥重要作用。此外，根据相关研究，生活方式的选择与40%～60%的成年人峰值骨量有关。在骨增生高峰的4年内，39%的全身骨矿物质被获得；高峰后4年，达到了95%的成人骨量。这段快速增长的时期可能是优化PBM的机会。骨矿物质累积高峰的时间和幅度，骨增生的停止时间，以及生活方式因素可能影响一个人群的峰值骨量。因此，优化影响PBM和骨强度的生活方式因素是使青少年PBM最大化的重要策略，从而降低晚年低骨量或骨质疏松的风险。

（芮奕　张顶梅）

# 第二节　骨质疏松症的主要病因

骨质疏松症的发病与多种因素有关，包括年龄、性别、遗传、生活方式、营养状况、药物使用等。女性在绝经后由于雌激素水平下降，骨质流失速度加快，因此更容易患上骨质疏松症。此外，长期缺乏运动、饮食不均衡、吸烟、酗酒等不良生活习惯也会增加骨质疏松的风险。骨钙的缺乏是引起骨质疏松症的重要原因之一，骨质疏松症也是钙缺乏的主要表现之一。

## 一、骨质疏松症的发现史

早在 19 世纪初，普罗默（Prommer）首先提出"骨质疏松（osteoporosis，OP）"一词时，骨质疏松症就已经被德国病理学家同骨软化症、纤维性骨炎等代谢性骨病一起使用，它最初的意思是"骨多孔症"。当时因缺乏有效的检测手段，未能明确定义，有的研究者认为全身骨量减少即为骨质疏松，也有人认为应该定义为老年骨折。1941 年，奥尔布莱特（Albright）针对正常骨、骨软化症、纤维性骨炎、骨质疏松的特点，基于骨质疏松多发生于妇女的事实，在 *JAMA* 杂志上发表了题为"绝经后骨质疏松症及其临床特点"的文章，首次明确了骨质疏松症的概念，基本内容是：骨形成减少，类骨形成及钙、磷沉积少；组织学可见骨小梁变窄、变薄、中断，推知骨量减少。这些病理变化成为当今骨质疏松症定义的基本内核。第一个关于骨质疏松风险的流行病学证据来自一项对于 1968—1969 年在巴斯出生的 153 名 21 岁的女性的研究，研究表明支配骨骼生长的过程与影响矿化的过程之间存在不一致。直到 1993 年在中国香港举行的第四届国际骨质疏松研讨会上，才明确了骨质疏松症的定义：骨质疏松症是一类因骨量低下、骨微结构破坏，导致骨脆性增加、易发生骨折的全身性骨病。1996 年，WHO 给骨质疏松症下了定义，并在 1998 年将 10 月 20 日定为"世界骨质疏松日"。

## 二、骨质疏松症的定义

什么是骨质疏松症？顾名思义，骨质疏松症就是骨的密度降低了，就好像木头朽了、萝卜糠了会出现了许多孔隙。骨质疏松症是一种常见的全身性骨疾病，以骨量减少和骨组织结构逐渐被破坏（骨胶原流失，骨组织的正常钙化出现异常，骨骼变脆）为特性，多发于中老年人，尤其要注意绝经前妇女、50 岁以上男性、嗜烟酗酒者、过度节食减肥者、不常晒太阳的人等，这些人是骨质疏松症的高危人群。骨质疏松症的临床症状多表现为疼痛、脊柱变形而致驼背等，严重时会出现骨折，尤其是脊柱骨折压迫脊髓，甚至会导致患者瘫痪，丧失行动能力，影响其各项器官的功能，容易产生多种不良并发症，既影响了患者的身心健康，也大大增加了患者家属在经济及心理上的压力和负担。

## 三、骨质疏松症的分类及病因

甲状旁腺激素、降钙素、糖皮质激素等激素和缺钙、高血糖、缺陷性肾酸化、肝素等疾病或药物，以及年龄、性别等遗传因素或环境因素会影响体内骨的形成或直接破坏成骨和破骨的代谢平衡，从而诱发骨质疏松。骨质疏松症可分为原发性骨质疏松症、继发性骨质疏松症和特发性骨质疏松症这三大类。

### （一）原发性骨质疏松症

原发性骨质疏松症是随年龄的增长出现的一种退行性变化，与遗传因素有关，并与内分泌（性激素分泌减少、钙调节激素的分泌失调导致钙代谢紊乱）、运动锻炼（肌肉锻炼减少）以及营养状态（蛋白质、钙、磷、维生素等摄入不足）等众多因素有关。这类骨质疏松症临床患者较多，治愈较困难，主要发生在老年人（多为 65 岁以上的男性和 70 岁以上的女性）和绝经后妇女，所以原发性骨质疏松症又可分为绝经后骨质疏松症（Ⅰ型）和老年性骨质疏松症（Ⅱ型）。绝经后骨质疏松症一般发生在女性绝经后 5～10 年内，老年性骨质疏松症一般指 70 岁以后发生的骨质疏松。所患的疾病当中，原发性骨质疏松症发病率最高，被称为无声无息的流行病。中老年女性骨质疏松发病率可高达 50%，并随着年龄增大而不断增高。

### （二）继发性骨质疏松症

继发性骨质疏松症是由任何影响骨代谢的疾病、药物或其他明确病因导致的骨质疏松，病因明确，容易治愈，临床病例较少，种类较多，可分为内分泌性、药物性等。

#### 1. 内分泌性骨质疏松症

内分泌性骨质疏松症的病因有很多，像糖皮质激素过多、生长激素缺乏、糖尿病和原发性甲状旁腺功能亢进症等的内分泌功能紊乱状态都可能是骨质疏松症和低骨密度的常见继发性原因。

糖皮质激素可以降低成骨细胞的数量和功能，从而抑制骨形成，增强破骨细胞的活性，成熟的破骨细胞分泌蛋白水解酶和盐酸，它们在骨吸收中发挥作用，最终导致骨量减少，造成骨质疏松。在初始接触糖皮质激素期间，糖皮质激素可增强破骨细胞形成所必需的信号蛋白核因子 κ B 受体活化因子配体（receptor activator of nuclear factor-κ B ligand，RANKL）和巨噬细胞集落刺激因子（macrophage colony-stimulating factor，M-CSF）的表达，导致骨吸收增加。此外，还有其他间接作用如介导骨吸收增加和骨形成减少等。例如，糖皮质激素降低了胰岛素样生长因子 1（insulin-like growth factor 1，IGF-1）和性激素的表达，分别导致骨形成的抑制和骨吸收的增强。同时，糖皮质激素通过抑制维生素 D 的作用，减少钙从肠道的吸收，抑制肾小管对钙的再吸收，造成钙缺乏，导致骨吸收增加。

糖尿病相关骨质疏松症的发病机制复杂，主要包括钙、维生素 D 代谢和胰岛素异常，导致低血钙、低血磷等成骨基础物质的丢失。RANKL、骨保护素（osteoprotegerin，OPG）是由成骨细胞产生的一对分别促进骨吸收和抑制骨吸收的因子。在生理条件下，两者维持动态平衡。高血糖可刺激过多细胞因子如白介素（interleukin，IL）-1、IL-6 的形成，降低 OPG/RANKL 比值，进一步促进破骨细胞的形成和活性增加，抑制成骨细胞的分化和矿化。

## 2. 药物性骨质疏松症

药物性骨质疏松症也是常见的继发性骨质疏松症。糖皮质激素是药物性骨质疏松症最常见的原因（见"内分泌性骨质疏松症"部分），其他药物如质子泵抑制剂（proton pump inhibitors，PPI）、肝素和抗惊厥药也会影响骨代谢。PPI 用于上消化道疾病，可通过提高胃 pH 降低钙吸收，并对骨骼稳态产生负面影响。肝素可与 RANKL 的诱骗受体结合，诱导破骨细胞分化成熟，从而增强骨吸收。抗惊厥药物可加速维生素 D 代谢，导致 25-羟基维生素 D 水平降低，造成活性维生素 D 减少、钙吸收减少，继发性甲状旁腺功能亢进，骨转换高，增加骨丢失的风险。

### （三）特发性骨质疏松症

特发性骨质疏松病因尚未明确，多见于 8~14 岁青少年或成年人，大多有遗传家族史，其中女性多于男性，有时也被归入原发性骨质疏松症。另外，值得注意的是，妇女妊娠及哺乳期维生素 D 和钙生理性需求量增加，因此一旦补充不足，也会引起骨质疏松。

综上所述，随着年龄增加而引起的氧化应激和炎症水平增加，肠道菌群紊乱，维生素 D 和骨钙缺乏，运动锻炼不足，代谢性疾病发生率增加或药物的使用，甲状旁腺激素、降钙素等激素的失调等原因使体内破骨细胞形成信号蛋白 RANKL 和骨保护素 OPG 的比值升高，影响骨的形成或直接破坏成骨和破骨的代谢平衡，从而诱发骨质疏松（图 1-2）。

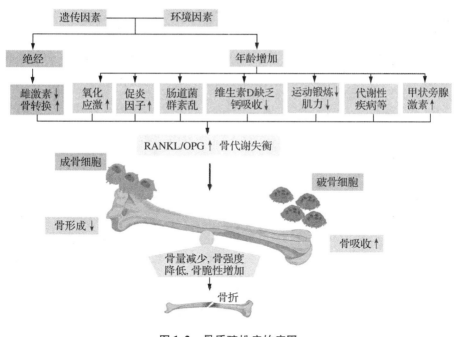

图 1-2 骨质疏松症的病因

（俞义文 胡明行 刘可可）

# 第三节 骨质疏松症的危害及防治

骨质疏松可能会引起弯腰驼背、身高缩短，更严重的会导致胸廓畸形、胸闷气短、骨脆性增加，甚至会大大增加发生骨折的可能性。患上骨质疏松症后，骨骼更容易断裂，在遭受轻度创伤或在其他风险因素作用下发生骨质疏松性骨折（脆性骨折）的概率增加，大大地增加病患（尤其是老年人）的病残率和死亡率。最严重的骨折是髋部骨折，可能会导致患者长期卧床，继而引发泌尿系统感染、肺炎、压疮等并发症，给患者本人和家庭都带来严重的精神负担和经济负担，严重影响患者及其家庭的生活质量，甚至会影响患者的生存寿命。有关数据显示，在髋部骨折的患者中，一年内约20%可能会因各种并发症死亡，约50%会因致残而大大降低生活质量，所以髋部骨折也被称为"人生最后一次骨折"。

我们的骨骼健康通常是被忽略的，与心血管健康一样，我们的骨骼比外表更重要。下面这些数据告诉我们关于骨骼疾病背后惊人的现状。

（1）在世界范围内，约有2亿人面临骨质疏松症的威胁，大约7 500万人患骨质疏松症，每年约150万例患者因骨质疏松症导致骨折。据估计，全世界每3秒就会发生1例骨质疏松性骨折。

（2）我国进入老龄化社会后，骨质疏松症发病率较高。相关研究推测，我国60岁以上骨质疏松症患者大约有2 900万例，患骨质疏松症的女性和男性分别约占28.6%和15.0%，总患病率为22.6%；低骨量患者约有1 700万例，患低骨量的女性和男性分别约占13.8%和12.7%，总患病率为13.3%。

（3）在世界范围内，骨质疏松症影响到2亿妇女。50岁以上人群中，约有三分之一的女性和五分之一的男性会遭遇骨折。

（4）有资料显示，年龄每增加10岁，骨质疏松症的患病风险就增加1.4～1.8倍。

（5）流行病学研究表明，增加10%的PBM可降低50%的晚年骨折风险。

（6）7%的骨量差异可导致骨折率的差异超过50%。

以上表明，骨质疏松症给人类带来的危害不容小觑，我们应把它与心血管疾病一样重视，在日常生活中注重生活方式，更好地预防骨质疏松的发生。

## 一、骨质疏松症的危害

### （一）疼痛

骨质疏松症患者在行动时往往伴随着疼痛，经常会感到腰酸背痛。疼痛区域一般以腰部为主并向四周辐射，其次为肩部、颈部和脚踝等。不论是行走还是久坐，甚至是躺着，疼痛也会陡然袭来。更甚者，只要有稍微用力的行为，如打喷嚏和咳嗽，也会感到疼痛。疼痛给骨质疏松症患者的生活带来了很大困扰。

### （二）骨折风险增加

骨折是骨质疏松症一个比较大的危害，使患者的自由活动受到限制，且随着患者病情的发展和加剧，还会威胁到患者的生命。骨质疏松会导致骨骼变薄、骨量减少，使得骨骼易碎，骨折的风险明显增加。老年人尤其如此，跌倒甚至是咳嗽都有可能引起骨折。骨折的常见部位主要是脊柱椎骨、髋骨、尺桡骨。其中，髋部骨折是老年骨质疏松骨折中最为严重的，不仅会影响生活质量，还会给患者带来严重的身体和心理负担。在骨质疏松症患者中，病情最复杂、治疗难度最大、预后效果最不理想的也是髋部骨折。绝经后的女性为髋部骨折主要的发病人群，75岁以上的男性也容易出现髋部骨折。髋部骨折跟患者年龄以及病情是紧密相关的。患者一旦出现髋部骨折，不管是否需要做手术，都需要长期卧床休养，这会使骨质疏松症的病情加剧，还会引发很多全身性的并发症，比如下肢静脉血栓、泌尿系统感染、老年痴呆、压疮、肺炎等。髋部骨折患者中有10%～20%的患者在1年内死亡，患者死亡的原因主要是肺部脂肪栓塞。

脊柱压缩性骨折是绝经后妇女骨质疏松性骨折中最常见的一种，60～

70 岁年龄阶段的患者发病率最高。胸椎段是这种骨折最常发生的部位，椎体变形是主要的表现，还会出现严重的腰背疼痛。患者病情加剧之后，会加重脊椎的前倾。久而久之，患者的脊椎由于受到压迫会出现严重的肢体功能障碍。

### （三）弓腰弯背和呼吸功能下降

骨小梁是由数层不大规则排列的骨板形成的针状或片状组织，是松质骨的主要结构。由于骨小梁变细、减少甚至断裂，虽然脊椎外观上并无裂缝，但日积月累后，脊椎在压力作用下慢慢塌陷，患者就会出现弓腰弯背、身长变短的现象。脊椎后弯变形导致胸腔中的肺活量逐渐减少，患者在行动时，常会有呼吸困难、气短、胸闷等呼吸功能下降的表现。

### （四）行动能力下降

骨质疏松症患者可能会出现腰背疼痛、身体僵硬、步态不稳等症状，部分骨质疏松症患者存在关节炎等并发症，严重影响日常生活和工作。

### （五）心理健康受损

骨质疏松会给患者带来严重的身体和心理负担，尤其是对老年人来说，骨折后的康复过程漫长而痛苦，容易导致心理健康问题，如抑郁、焦虑等。

### （六）经济负担加重

骨质疏松性骨折由于病情复杂，并发症比较多，治疗时间较长，影响患者的工作能力和生产力，给患者的家庭和社会造成了严重的经济负担，极大地占用了有限的社会医疗资源。据数据统计，2015 年骨质疏松性骨折给我国带来了约 720 亿元的经济负担，该数据可能在未来轻易突破千亿元。美国患有骨质疏松症的女性超过 2 000 万，治疗费用超过了 100 亿美元。WHO 统计，2010 年欧盟 27 国共有 2 200 万女性和 550 万男性骨质疏松症患者，350 万例新发骨质疏松性骨折，其中包括 62 万例髋部骨折、52 万例椎体骨折、56 万例前臂骨折和 180 万例其他骨折，骨折带来的经济负担约为 370 亿欧元。在这些患者中约有一半由于骨质疏松导致髋部骨折，从而失去了生活自理能力。

骨质疏松症是一种全球性的疾病，随着我国人口老龄化程度逐渐加剧，我们也应该加强骨质疏松症的防治力度。

## 二、骨质疏松症的防治

老年人骨质疏松症是由多种病因导致的疾病，因此疾病的防治过程是综合一体化的。老年人骨质疏松症防治的主要目的是尽可能早地确保并维持骨量及骨骼结构完整性，早期预防老年人脆性骨折的发生。当老年骨质疏松症患者发生脆性骨折后，手术治疗及辅助药物治疗也显得尤为重要。但是目前所有的骨质疏松症防治指南中都推荐非药物预防。

预防和治疗骨质疏松症需要从多个方面入手，包括生活方式、营养、运动、药物等。首先，摒弃不良生活习惯，如过度饮酒、吸烟、饮咖啡等均会影响钙吸收和利用；其次，合理饮食，可以补充维生素 D 和维生素 K，同时可以适量增加奶制品（酸奶、牛奶等）、大豆制品（蚕豆、大豆）、海鲜（沙丁鱼、虾干、海参）和坚果（核桃、花生、红枣）等的摄入，海洋中的海藻对于补钙也非常有效果，可以适量食用；再次，适量运动，出门晒太阳也能增加维生素 D 的产生，促进钙和身体微量元素吸收。对于骨质疏松症患者，可以根据骨质疏松症监测指标行个体化药物治疗，如钙剂、维生素 D、雌激素替代治疗、双膦酸盐等，以改善或治愈骨质疏松症。每隔一段时间定期去医院进行检查，是预防各种疾病的重要方法。总之，骨质疏松症是一种常见的骨骼疾病，给人们的健康和生活带来了严重的危害，只有加强预防和治疗，才能有效减少骨折的风险，提高生活质量。

### （一）适度的运动

随着年龄增长，老年人肢体运动不协调致户外运动减少或因疾病长期卧床致肌肉萎缩使骨量丢失显著加快，最终加速骨质疏松进程。因此，防治老年人骨质疏松症最好的途径即是运动。运动防治骨质疏松症的机制为：① 运动可以使骨量增加，主要通过机械负荷的直接刺激和肌肉收缩的间接刺激来完成；② 运动能改善人的体内环境，使体内激素分泌受到影响，促使骨组织向骨密度正常的方面进行代谢；③ 运动可参与信号通路调节，从而发挥对骨代谢的调节作用。因此，适度的运动是预防老年人骨质疏松最基本、最行之有效的方法，应贯穿于整个骨质疏松症的防治全过程。

## （二）良好的饮食生活习惯

生活方式干预中注重饮食的平衡，保证钙和维生素等矿物质充分摄入，对防治老年人骨质疏松症非常重要。我们可通过改善营养来抑制骨密度的降低。因此，为了维持骨强度，我们要充分摄取蛋白质、钙、钾、镁、维生素类（维生素 C、D、K）等营养物质，从而保证人体健康状态。微量元素镁、锌在骨的代谢中起着关键的调节作用，参与并调节骨质转换及碱性磷酸酶活性。同时，镁亦为促进钙元素吸收及激活羟基维生素 D 使其具有生物活性的关键元素。与此同时，镁及钙在骨代谢过程中既有协同作用又有竞争关系，唯有在镁的协同作用下，钙才能被肠上皮细胞吸收进入体内。因此，在日常饮食中补钙的同时补镁、补锌可增加老年人骨密度，防治骨质疏松症。

总之，在老年人日常生活中，应注重蛋白质的摄入并适当补充锌、镁、钙和维生素 K 等。良好的生活及饮食习惯是预防老年人骨质疏松症的必备条件，也是骨质疏松患者骨折后需要严格遵从的治疗要求。

## （三）药物治疗

临床上骨质疏松症药物治疗的原则为单种给药。常用的抗骨质疏松症药物分为以下几种。

### 1. 基础补充剂（钙剂及维生素 D）

在日常生活中，钙主要从食物中吸收获得。在一些国家中，骨化三醇与 α-骨化三醇很早就用于合成维生素 D 类似物并用于骨质疏松症的治疗。之前的研究已经得出结论，适当增加钙和维生素 D 的摄入可减少骨量丢失及降低骨折风险。因此，临床推荐绝经后骨质疏松症患者每日摄入钙量为 1 200 mg（主要通过日常饮食和额外摄入补充），维生素 D 摄入量为 800 IU。我国营养学会推荐老年人群每日摄入钙量应为 1 000 mg，临床上用于预防老年性骨质疏松症的维生素 D 的推荐剂量为 400 ~ 800 IU/d。而在治疗老年性骨质疏松症时，维生素 D 的推荐剂量可为 800～1 200 IU/d。

## 2. 促骨形成药物（甲状旁腺激素）

甲状旁腺激素（parathyroid hormone，PTH）作为一种肽类激素，临床上应用广泛，已被证实是目前最有效的骨形成促进剂，在预防及治疗老年人骨质疏松性骨折上疗效显著，目前已作为治疗骨质疏松症的一线药物。然而，长期使用甲状旁腺激素，会对患者的身体造成不良影响。因此，美国食品药品监督管理局（food and drug administration，FDA）建议使用甲状旁腺激素最长时间不超过 18 个月，欧盟相关机构则建议最长时间不超过 24个月。

## 3. 抗骨吸收药物

临床上抗骨吸收作用的药物主要通过降低骨转换来防止骨质疏松并不同程度地降低脆性骨折的发生，代表性药物有双膦酸盐、雌激素、选择性雌激素受体调节剂、降钙素等。

## 4. 兼有抑制骨吸收及促进骨形成作用药物

维生素 $K_2$ 在骨代谢中的作用主要是能促进成骨细胞合成骨钙素，促进胶原的合成及骨矿化，进而促进骨形成，并可抑制多种骨吸收因子及破骨细胞活性，进而抑制骨质吸收。维生素 K 为具有叶绿醌生物活性的物质，天然维生素有 $K_1$、$K_2$ 两种。维生素 $K_1$ 主要存在于绿色植物、动物肝脏和植物油中，为西方人群膳食维生素 K 的主要来源。维生素 $K_1$ 主要用于维生素 K 缺乏、止血及凝血功能障碍的治疗。

维生素 $K_2$ 主要通过人体肠道细菌合成，少量可从肉、奶酪及蛋黄等食物中摄取。近年来，越来越多的学者关注维生素 $K_2$ 调节骨代谢、防治骨质疏松症的研究，并进行了大量动物实验与多项临床研究，最终发现维生素 $K_2$ 可增加骨密度，降低骨折发生，且维生素 $K_2$ 增加骨密度的效果较维生素 $D_3$ 和乳酸钙更佳，对老年人骨质疏松症有良好的预防与治疗效果。同时，大量的人体试验证实，定期服用维生素 $K_2$ 可促进骨形成及骨矿化，抑制骨吸收，改善骨质量，增加骨强度，降低骨折风险，促进骨折愈合，维持骨骼健康，减少骨质疏松症患者因骨量流失导致的腰背酸痛，并有望成为新一代抗骨质疏松症药物。

其他防治骨质疏松症的药物还有具有促骨形成和抑骨吸收双重作用的硬骨抑素单克隆抗体（罗莫佐单抗），中成药如人工虎骨粉制剂等。不同抗骨质疏松症药物的适应证并不一样，用药前可参考《原发性骨质疏松症诊疗指南（2022）》。

（俞义文　胡明行　刘可可）

# 第四节　骨质疏松症病情的监测

骨质疏松症病情的监测可通过评估骨转换标志物、双能 X 线测定骨密度等方法来实现。但骨转换标志物水平只能反映骨质丢失快慢，并不能作为骨质疏松症的诊断依据。要诊断骨质疏松症，仍需要依靠脆性骨折史和双能 X 线吸收检测法（dual energy X-ray absorptiometry，DXA）测定骨密度。不同地区的骨转换标志物水平参考值范围稍有差异，一般建议参照 30～44 岁绝经前健康女性的骨转换标志物水平，来制定本地区老年女性的参考值范围。及时对骨质疏松症患者进行监测明确病情，同时根据相关的实验室指标，综合判断骨质疏松症患者治疗干预方案的疗效并适时调整抗骨质疏松症的药物选择。具体的检查项目主要包括以下几种。

## 一、骨密度检查

BMD 是评估骨质疏松程度的重要指标，目前常用的骨密度检查方法有 DXA、QCT、磁共振成像（magnetic resonance imaging，MRI）等，以测定骨质疏松的程度，明确诊断及评价药物治疗的效果。其中，DXA 是目前最常用的骨密度检查方法，用于骨质疏松症的诊断、骨折风险的评估、治疗效果的评价，其主要检查部位是腰椎、髋部和上臂。DXA 的工作原理是两种能量 X 线穿过身体被探测器接收，不同组织（主要是骨、脂肪和肌肉）对高、低两种能量 X 线的反应不同，据此来测量骨盆、脊柱和股骨颈等部位的骨密度。DXA 检查结果以 $T$ 值和 $Z$ 值表示，$T$ 值是患者的骨密度与同龄人正常骨密度的比较值，$Z$ 值是患者的骨密度与同龄人同性别、同种族的平均骨密度的比较值。$T$ 值 $\leq -2.5$ 为骨质疏松症的诊断标准。QCT 和 DXA 一样，可定量测定骨流失和评估骨折风险。相较 DXA 而言，QCT 可准确测量 BMD 并准确地区分骨小梁和骨皮质。骨量检查仅在测量结果会影响治疗决定时适用。骨质疏松症的临床评价取决于确认引起骨折的生活方式和危险因素、适当的查体和了解继发性骨代谢疾病病史。除了骨量监测，如检测 BMD 外，对骨质疏松症患者的医学评估应当包括综合病史的采集和体格检查。

## 二、骨转换生化标志物和代谢标志物检查

### （一）骨转换生化标志物

骨转换生化标志物是骨组织在其新陈代谢过程中的产物，可分为骨形成标志物和骨吸收标志物。Ⅰ型原胶原氨基端前肽（procollagen Ⅰ N-terminal propeptide，PINP）和Ⅰ型胶原交联羧基端肽（C-terminal cross linked peptide of type Ⅰ collagen，CTX-Ⅰ）是目前临床上常用的两种骨转换标志物，它们都与Ⅰ型胶原的代谢有关。其中前者是成骨细胞合成Ⅰ型胶原过程中的产物，是一种骨形成标志物；而后者是破骨细胞分解Ⅰ型胶原后的产物，是一种骨吸收标志物。研究发现，骨转换标志物较高的老年人，其髋部和腰椎的骨密度较低，而且骨转换标志物增长越快，其髋部和腰椎的骨密度下降也越快。保持较低的骨转换标志物水平，有助于延缓老年性骨质疏松症患者的骨质丢失。与骨转换指标密切相关的两个重要指标是 25-羟基维生素 D（25-hydroxyvitamin D，25-OH VD）和 PTH。25-OH VD 是评价人体维生素 D 状态的最佳指标。研究发现，骨质疏松症患者血清 25-OH VD 水平显著下降、PTH 水平显著上升，25-OH VD 水平与骨密度呈正相关，PTH 水平则与骨密度呈负相关，两者联合诊断可助力骨质疏松症的早期筛查。血液中的 25-OH VD 包括 25-OH $VD_2$ 和 25-OH $VD_3$，其中 25-OH $VD_3$ 是主要存在形式。PTH 是甲状旁腺分泌的单链多肽类激素，它是调节钙磷代谢、骨代谢的重要激素。活性维生素 D 药物会改变骨质疏松症患者血清中的 25-OH VD 浓度，而通过检测血清 PTH 水平可评估活性维生素 D 药物

的疗效。

## （二）骨代谢标志物

骨代谢标志物是指反映骨代谢状态的生化指标，包括骨钙蛋白，又称 r-羧基谷氨酸蛋白（bone Gla protein，BGP）、碱性磷酸酶（alkaline phosphatase，ALP）、25-OH VD、PTH、尿酸、尿钙、血钙、血磷等。这些指标可以反映骨吸收和骨形成的程度，对于骨质疏松症的诊断和治疗具有重要意义。

### 1. 血钙

血钙过高或者过低，都可以引起手足抽搐的症状，也可以引起心律失常、便秘等临床不适，以及多个组织脏器的钙化，其往往与 PTH、钙磷代谢有关。血钙正常值总钙为 $2.15 \sim 2.50$ mmol/L；总钙低于 $2.15$ mmol/L 为低钙血症，高于 $2.50$ mmol/L 为高钙血症。

### 2. ALP

ALP 可由成骨细胞合成与分泌，它在血液中的浓度可反映成骨细胞活性。对血清 ALP 活性的监测及动态观察可为疾病的早期诊断、治疗效果的监测、病情预后等提供有效依据。

### 3. BGP

BGP 又称骨钙蛋白。它来自成骨细胞的非胶原蛋白，半衰期为 5 min。监测血清 BGP 不仅能反映成骨细胞活性，而且可以帮助观察药物治疗后成骨细胞的改变。当骨形成与骨吸收耦联时，骨钙蛋白是反映骨形成的特异指标。在许多内分泌疾病和骨病患者中，血清 BGP 发生变化，是临床上诊断、检测病情的一项重要生化指标，可直接反映骨形成速率。抗骨吸收药物可使 BGP 水平下降，而刺激骨形成治疗则使 BGP 水平上升。

### 4. 空腹尿钙/肌酐比值

空腹尿钙/肌酐比值正常值为 $0.13 \pm 0.01$，如尿钙排出量增加，说明骨吸收率增加。骨吸收时，骨钙释放入血，导致尿钙升高。由于影响尿钙的因素较多，因此特异性不强。

5. 空腹尿羟脯氨酸/肌酐比值

空腹尿羟脯氨酸/肌酐比值正常高限为 0.016，比值增高，说明骨吸收率增加。虽较常用，但特异性及敏感性均不强。

6. 抗酒石酸酸性磷酸酶（tartrate resistant acid phosphatase，TRAP）

TRAP 主要存在于破骨细胞中，其水平可反映骨质吸收情况。绝经妇女、甲状旁腺亢进和甲状腺亢进患者血清 TRAP 显著增加，绝经后妇女接受雌激素替代疗法后，血清 TRAP 下降 70%，是反映破骨细胞活性的较好指标。

### （三）骨形态检查

骨形态检查是通过影像学技术观察骨骼形态的变化，包括 X 线检查、CT 检查和 MRI 检查等。

（1）X 线检查可用于骨质疏松性骨折及骨关节炎、椎间盘疾病以及脊椎前移等病变的诊断。X 线照片是骨质疏松症的较基本检查手段，但不敏感。通常要在骨密度下降 30% 以上才有较明显改变。

（2）CT 检查能检测骨结构，可以显示骨质疏松引起的骨质变薄、骨小梁稀疏、骨质疏松性骨折等病变，并可以进行三维重建。

（3）MRI 检查通过检测骨组织周围软组织及骨髓内含有的大量脂肪和水质子，勾画出骨结构，可以显示骨髓水肿、骨髓炎、骨肿瘤等病变。

（4）核素扫描表现为放射性核素高摄取，但特异性差，不能定性诊断。这些检查可以帮助医生了解骨质疏松的程度和类型，制订合理的治疗方案。

### （四）骨质疏松症风险评估

骨质疏松症风险评估是通过评估患者的个人因素和生活方式等，预测其患骨质疏松症的风险。常用的评估工具有骨折风险评估工具（fracture risk assessment tool，FRAX）、亚洲人骨质疏松症自我评估工具（osteoporosis self-assessment tool for asians，OSTA）等。FRAX 评分系统是一种基于患者的个人因素和骨密度等指标，预测其未来 10 年内患骨折风险的评估工具；OSTA 是一种基于患者的年龄和体重指数等指标，预测其患骨质疏松症风险的评估工具。这些评估工具可以帮助医生了解患者的骨质疏松程度，制订合理的预防和治疗方案。

综上所述，补充的骨代谢相关的维生素和药物进入身体被肝脏活化后才能在血液中被检测到，所以即使服用相同的剂量，不同人体指标提升的速度也是不一样的。骨密度检查、骨代谢标志物检查、骨形态检查和骨质疏松症风险评估是骨质疏松症的具体检查项目，再补充相关维生素和补钙药物后再进行一次血液检查，基本就可以了解自己身体活化的能力并规划后续的补充剂量和周期。监测骨质疏松症病情可以帮助医生了解患者的骨质疏松症程度和类型，制订合理的治疗方案，预防骨折和提高生活质量。因此，建议患者在医生的指导下进行相关检查，以利于及时发现和治疗骨质疏松症。

（俞义文　胡明行　刘可可）

# 第二章　钙与骨质疏松

## 第一节　钙的吸收、分布和代谢

### 一、钙的吸收

#### （一）钙的摄入

人体内的钙几乎都经口摄入，主要来源于食物的消化吸收。而在膳食中，奶及奶制品含钙丰富且易吸收，是理想的食物钙来源。人体也可以从蔬菜、豆类和油料种子中获得必需的钙元素，其中特别突出的有黄豆及制品、黑豆、赤小豆、各种瓜子，芝麻酱、萝卜叶、小白菜、冬葵等。乌鸡蛋、小虾皮、发菜、海带等也可以给我们提供充足的钙。需要注意的是，很多人认为从骨头汤中可直接摄入足够的钙，其实不然，实际上每 500 g 的骨头经 2 h 熬煮，仅可溶出约 20 mg 的钙，而一杯牛奶（200 mL）提供的钙为其 10 倍。

《中国居民膳食指南》推荐我国居民每日的钙摄入量为 800 ~ 1 000 mg。儿童后期和青春期是骨骼生长的关键时期，这一时期增加钙的摄入对骨骼发育有积极的促进影响。但是根据有关调查，全国城乡居民膳食钙摄入量仅为 391 mg，为推荐量的 41% 左右。由此可见，钙的补充对于我国居民来说刻不容缓。

### （二）钙的吸收路径

以结合形式存在的钙经口摄入后，在胃中与胃酸作用形成游离的钙离子，其后进入人体最主要的钙吸收场所——肠道。当肠腔内的钙离子浓度低时，钙在小肠近端肠腔内几乎被允许全部通过可饱和的跨细胞途径主动吸收，该途径受维生素 D 调节。在维生素 D 的作用下，小肠腔面细胞膜上的钙离子通道开放，钙离子通过肠黏膜的刷状缘进入细胞质内。然后，在维生素 D 依赖性钙结合蛋白（calcium-binding protein，CaBP）的作用下，一小部分钙离子被线粒体摄取并储存，另一部分可被细胞基底侧面膜的钙泵运入血浆中。CaBP 是由肠黏膜上的柱细胞经维生素 D 诱导合成的蛋白质，可以与钙特异性结合，存在于细胞质中，近基底膜处含量尤其多，且它与钙的亲和力大于线粒体内膜钙泵，因此可以促进钙从线粒体转移到基底侧面膜的钙泵上去。简而言之，这种跨细胞转运过程需要钙通过刷状缘进入、细胞内扩散和通过基底外侧膜入血这三步，其中最重要的限制步骤是细胞内扩散，而这一步的关键在于 CaBP，所以 CaBP 的多少直接关系到钙的转运效率。而 CaBP 由维生素 D 诱导合成，因而当人体缺乏维生素 D 时，摄入的钙有一半不能被吸收。

钙的另一吸收途径，又被称为细胞旁路途径，不依赖维生素 D，主要发生于回肠之中，是一种被动吸收，和跨细胞途径相似。在这种途径中，钙离子的吸收效率随肠腔内的钙离子浓度的增加而增加。钙被吸收后可顺着血液"漂流"到人体各个器官组织部位，这趟"人体之旅"后剩下的钙也会"变身"为粪便或尿液等形式并被排出体外。

### （三）钙的吸收特点

钙的吸收率与钙的摄入量有密切关系。研究表明，当人体中钙的摄入量为 200 mg/d 时，正常成人对钙的吸收率约为 45%；当钙摄入过量，即超过 2 000 mg/d 时，钙的吸收率仅为 15% 左右。不同年龄段对钙的吸收并不相同（图 2-1）。根据有关研究，婴儿对母乳中钙的吸收率为 60%～70%；在儿童骨骼生长期，钙的吸收率可达 75%；正常成人对钙的吸收率为 20%～40%。由此可见，补钙对中老年人尤其重要。

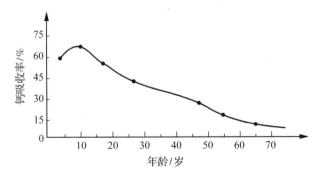

图 2-1　不同年龄段的钙吸收率

## （四）影响钙吸收的因素

1. 促进因素

（1）维生素 D。

维生素 D 是钙吸收的重要辅助因子，在维持细胞外液钙浓度和骨稳态方面发挥着重要作用，在上面所提到的钙离子小肠吸收途径中的跨细胞转运过程中也起到协助开放肠黏膜上的钙离子通道，从而诱导 CaBP 合成等至关重要的作用。此外，维生素 D 可以促进骨盐沉积，刺激成骨细胞分泌胶原蛋白以促进基质的成熟，可以达到促进骨形成的目的。这也是医生经常叮嘱我们在补钙的同时，要多晒太阳和适量补充维生素 D 的原因。在日常生活中，适当多晒太阳，合理增加鱼肝油、鱼和蛋黄等富含维生素 D 的膳食的摄入，有利于钙的吸收。

（2）氨基酸和蛋白质。

当膳食中蛋白质充足时，一些氨基酸如赖氨酸、精氨酸、色氨酸等和钙离子作用可以生成可溶性络合物，从而增强钙离子的吸收。

（3）糖类。

一方面，乳糖可以和钙离子生成可溶性低分子量络合物，促进钙的吸收。另一方面，乳糖可以被肠道菌群分解发酵成酸，调节肠道内的 pH，从而使游离的钙离子浓度增强，促进钙的被动扩散以增加人体对钙的吸收效率。牛奶中富含乳糖，这也是多喝牛奶能补钙的原因之一。此外，糖果、面包、玉米浓汤、饼干等也可能含有高乳糖，但是要注意适量食用，以免增加高血糖等相关疾病的风险。

（4）脂肪。

有研究指出必需脂肪酸可能起到诱导前列腺素合成的作用，前列腺素又能作用于骨的靶细胞以促进骨代谢，而骨钙和血钙的动态平衡能进一步促进人体钙的吸收。另外，高脂膳食能延长肠胃排空时间以增加胃酸分解钙化合物的时间，增强游离钙离子浓度，从而间接促进钙的吸收。此外，脂肪对膜流动性的改变可能也对钙的吸收起到促进性作用。

（5）维生素 C。

维生素 C 也易与钙离子络合从而提高钙离子的吸收率，所以可将高钙食物与富含维生素 C 的食物一起适量食用，或自制橙子、柚子、橘子、芦柑和柠檬等饮品合理饮用以促进生物钙的吸收利用。由于钙能溶解于酸性溶液中，所以适当食用醋及酸性食物能辅助钙的吸收、提高人体钙的吸收率。

2. 抑制因素

过量食用像菠菜、苋菜和竹笋等含有草酸盐或植酸盐的食物和膳食中钙磷比值过低时，可能会不利于钙的吸收。尤其是人体长期摄入过多的磷可能会改变钙的代谢，继而引发低钙血症和继发性甲状旁腺功能亢进。此外，值得注意的是，有研究发现过量饮酒可能会影响骨健康，但具体作用机制尚未明确。

## 二、钙的分布

钙是人体必需的常量元素，也是人体内含量最多的无机元素。由于生命可能是在地球上钙含量丰富的海水中产生的，所以钙对人体所有的细胞功能的发挥起着重要的生理调节作用。成年人身体中的钙含量占体重的 1.5% ~ 2.0%，正常人体总钙含量达 1 000 ~ 1 200 g。其中，超过 99% 的钙存在于骨骼和牙齿中，主要以羟基磷灰石晶体的形式组成人体支架，成为机体内钙的储存库。骨骼通过不断的成骨和破骨作用使骨钙与血钙保持动态平衡，骨钙的含量与骨矿物质密度和强度密切相关。另外，不足 1% 的钙存在于软组织、细胞外液和血液即体液中，统称为混溶钙池，与骨钙保持着动态平衡。混溶钙池主要以蛋白结合钙或离子钙的形式作为血钙循环于血液中，这一部分钙占总钙的0.1%，广泛参与凝血，维持细胞、肌肉、神经系统正常兴奋性等人体重要生理过程；体液中的钙还有极少部分作为细胞内钙存于机体的各种细胞内，几乎是血钙的万分之一，但是细胞内钙作用重大，是调节细胞基因表达、突触传递、神经元兴奋、细胞维护等功能的重要信使。

钙对维持骨骼形态和强度至关重要。随着骨钙通过破骨细胞被释放入混溶钙池，同时混溶钙池不断沉积于成骨细胞产生新骨的相互作用，骨骼也在不断地更新，且随着年龄的增长，更新速度不断减缓。幼儿每一两年更换一次；成年人更换一次需要10～12年。2～8岁的儿童生长渐慢，身高增长由每年9 cm降为5.5 cm，体内钙储存也在下降，每日摄入钙800 mg时约需贮存150 mg。9～18岁是达到最高骨质的关键时期，钙需求比少年和成年期多，骨无机盐含量以每年约8.5%的速率增加，称为骨骼快速成形的青春突发生长期。正常成年人每日摄入钙800 mg时，体内可储存钙400～500 mg。总之，20岁以前是体内骨量增长、钙储存量增长最快的阶段，骨量年增长率为1.9%～2.2%；20～30岁骨量仍在缓慢增加，年增长率为0.55%～1.0%；30～40岁骨量达到一生中的高峰（图2-2），即形成峰值骨量，体内钙的吸收与排泄基本平衡，骨量相对恒定。

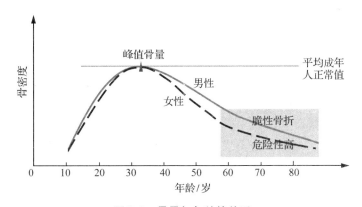

图2-2　骨量与年龄的关系

在30岁之前，体内骨量持续增长，30～40岁时骨量达到峰值，之后骨量随年龄增加而缓慢降低，其中女性骨量丢失更快；当骨量下降到一定程度后，可增加脆性骨折风险。

# 三、钙的代谢

大多数的钙通过肠、肾和消化道以粪便和尿液形式排出体外，其余少量通过皮肤汗液或乳汁代谢出来。正常成人如果每天摄入 800 mg 的钙，则会有 300 mg 左右经过肠道的吸收进入血液，100~200 mg 经尿排泄，100~150 mg 随粪便排出，50 mg 左右经汗液排出。而正常哺乳期母亲的乳汁也会排出钙，大约为每 100 mg 乳汁排出 34 mg 的钙，即每天排出钙 150~230 mg。有研究表明，婴儿可以保留 44% 的钙摄入量。在正常情况下，有了足够的维生素 D 摄入，婴儿对钙的需求通过母乳和/或奶粉喂养可以完全满足。尿钙在人体排出的钙中占比相对较大，被肾重吸收的尿钙只占每天流经肾小球的 10 g 钙量的 1% 左右。由此可见，肾脏是人体钙代谢的主要排泄途径，直接决定体内钙的去留。

## （一）肾排钙

肾脏是如何作为一个合格的"漏网"来排泄钙的呢？原来，含有游离钙的血液在通过肾脏时，要经过肾小球的过滤和肾小管的重新吸收。一般情况下，这些游离钙与小分子物质结合后，钙才能从肾小球过滤。但是滤过的钙还会在钙调节激素的影响下根据机体钙平衡的需要，再经过肾小管重吸收而返回血液中去。因此肾脏在维持血钙稳态与平衡方面起着重要的作用。当血钙降低时，尿钙排出减少，当血钙低于正常参考值 1.88 mmol/L（75 mg/L）时，钙 100% 被重吸收，没有尿钙排出。肠道吸收钙增多或骨钙溶出增多导致血钙水平升高时，也会引起尿钙排出增多。女性 40~49 岁、男性 40~64 岁时，体内的钙排泄开始大于钙吸收，骨量开始缓慢丢失。绝经后 1~10 年的妇女，骨量年丢失率为 1.5%~2.5%，并出现显著的负钙平衡。65 岁以上的老年人，骨量缓慢丢失，年丢失率为 0.5%~1.0%。

## （二）激素对钙代谢的调节

体内钙的代谢主要受甲状旁腺激素和降钙素这两种激素的调节，它们的主要调节部分位于小肠、肾和骨。

### 1. 甲状旁腺激素

甲状旁腺激素是由甲状旁腺分泌的，主要作用于骨和肾。在骨中，甲状旁腺激素可以刺激破骨细胞，使破骨细胞活化发挥溶解骨盐的功能，进而使血中的钙浓度增高，同时，甲状旁腺激素还与成骨细胞或成骨细胞前体结合，抑制成骨细胞的活性，从而达到抑制胶原蛋白和骨基质蛋白合成的目的；与成骨细胞前体结合能够抑制成骨细胞前体向成熟成骨细胞转变，减少骨的形成。在肾中，甲状旁腺激素可以促进肾的重吸收能力，将钙重吸收到血液中。与此同时，甲状旁腺激素还可以刺激肾合成活性维生素 D 从而达到间接促进肠道吸收钙、磷。

### 2. 降钙素

降钙素是由甲状腺分泌合成的，作用于肾和骨。正如名字所指，这是人体内唯一可以降低血液中钙浓度的激素。在肾内，降钙素会抑制肾对钙、磷的重吸收；在骨内，则会抑制破骨细胞的活性并刺激成骨细胞，促进骨盐的沉积，从而达到降低血液中钙、磷浓度的目的。

不同的钙浓度对活性维生素 D、甲状旁腺激素和降钙素的影响是非常复杂的。一般来说，钙的吸收和钙的代谢能达到动态平衡，从而维持人体钙的稳态。但是，随着年龄的增长，钙的丢失也越来越不容忽视。人体内钙在 35 岁以后逐渐丢失，50 岁以后丢失 10%，70 岁以后丢失可达 50%，甚至导致钙枯竭。由此可见，不同年龄段对钙的需求量并不相同，老年人更容易缺钙，这也是老年人骨质疏松症高发的原因之一。

钙在体内的吸收、代谢与排泄总结如图 2-3 所示。

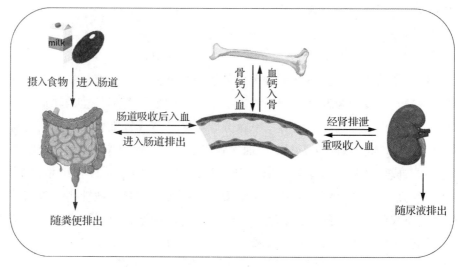

**图 2-3  钙在体内的吸收、代谢与排泄**

人体从食物中获取的钙通过肠道吸收，然后进入血液为血钙。在肠道和消化液中的一部分未被吸收的钙成为粪钙，并排出体外。血钙不但要供给各组织器官和细胞进行钙交换，其中的一部分还要储存在骨骼（骨钙）中或称"钙库"中以备以后使用。血钙流经肾脏，大部分会吸收，没有被吸收的部分形成尿钙，亦排出体外。

（芮奕　张顶梅）

# 第二节　钙缺乏对骨健康的影响

## 一、钙普遍缺乏的现状

### （一）如何判断是否缺钙

不同人群缺钙表现通常有较大的差异，儿童缺钙表现为不易入睡、夜间惊醒、夜间出汗多、烦躁、食欲不振、关节疼痛；有些儿童在缺钙的过程中没有及时补钙，出现了骨骼的变形，如"X"形腿、"O"形腿甚至鸡胸。缺钙患儿会厌食、偏食，而且还会出现智力发育慢、说话慢、走路慢，各方面的新陈代谢较同龄人差很多。青少年缺钙表现为乏力、注意力不集中、生长疼痛、易过敏、易抽筋、易感冒、睡眠差等。孕妇缺钙表现为牙齿松动、小腿抽筋、腰背部疼痛等。中老年人缺钙可出现牙齿松动、变矮、驼背、脊柱变形等。测量膳食钙摄入量是目前最简单、最被认可的钙营养状况评价方式，但是其测量结果未达标仅表示钙的摄入量不足，并不完全代表人体内的钙缺乏。尿钙测定是评估钙代谢和钙生物利用度的重要指标，但并不能理想地适用于快速生长期的儿童和孕期或哺乳期的妇女。骨钙的检测最能反映钙的营养状况，但目前并没有直接检测骨钙的方法。血钙是血清中的钙，血钙浓度由骨骼维持，受维生素 D、降钙素、甲状旁腺激素等综合调节，一般而言，血钙浓度并不能直接反映骨组织中的钙缺乏。DXA 双能 X 线吸收法是间接测量骨矿含量（bone mineral content，BMC）和骨密度的方法之一，也是较理想的评价骨矿含量和钙营养状况的检测手段，有助于诊断骨骼内是否缺钙。

## （二）日推荐钙摄入量

假设选定膳食钙摄入量的测量方法，接下来就要将测量数据与日推荐钙摄入量相比较。一般来说，50 岁以下的人群每日推荐摄入钙 800 mg；50 岁以上以及孕妇和乳母则需要 1 000 mg。按照 2023 年中国营养学会推荐指南，不同年龄段的膳食钙日推荐摄入量可参照表 2-1。而选择钙产品时要看清成分及含量，如"相当于钙×××mg"。

表 2-1　不同年龄段膳食钙日推荐摄入量

| 人群 | 钙推荐量/（mg/d） | 人群 | 钙推荐量/（mg/d） |
|---|---|---|---|
| 0～6 个月 | 200～300 | 17～49 岁 | 800 |
| >6～12 个月 | 400 | 49 岁以上 | 1 000 |
| >1～3 岁 | 600 | 孕早期 | 800 |
| >3～10 岁 | 800 | 孕中期 | 1 000 |
| >10～17 岁 | 1 000 | 孕晚期及哺乳期 | 1 200 |

## （三）钙缺口

我国居民平均每标准人日钙摄入量仅为 388.8 mg，远低于推荐的适宜摄入量平均值 800 mg/d，还不到推荐钙摄入量的一半。由此可见，钙的缺乏是十分普遍的。对于各个年龄段，钙的缺乏都可能会增加骨质疏松症、高血压、肿瘤、糖尿病等的慢性代谢性疾病的患病风险。

## 二、容易缺钙的几类人及其对应的危害

### （一）儿童

儿童时期钙代谢需要量较成人相对较大。因为儿童成长时期的基本特点是生长发育，骨矿含量随年龄增长、体格发育快速增加，为维持儿童和青少年正常的骨骼生长，并达到适宜的高峰值骨量，在这个年龄段就需要较高的钙摄入，使得钙代谢处于正平衡。所以我国儿童的钙摄入问题值得引起社会的重视。

婴幼儿时期正处于人一生中生长发育最快速的阶段，骨骼的增长使得人体对钙的需求也相应较大。因此，自婴儿出生后就需要不断摄入充足的钙，才能保证其正常的生长发育，并使骨骼和牙齿长得坚固结实。反之，如果婴幼儿缺钙，不仅会引起骨骼发育迟缓，发育不良，如出牙晚、学步晚、鸡胸，严重时还会引起营养性佝偻病，影响儿童的生长发育、影响人体峰值骨量的形成；同时也会造成免疫力低下，比如晚上睡觉的时候容易惊醒，容易啼哭、烦躁，还有盗汗、厌食、方颅等症状；还可能导致儿童多动症、贫血、生长迟缓。当然严重缺钙还可能造成儿童的骨骼畸形。缺钙对儿童的危害还不止这些，钙还与凝血功能、细胞新陈代谢以及血液酸碱平衡维持等有关，缺钙可能会引起出血不止或凝血过度，加重多种过敏性疾病，影响血液 pH 以至于影响儿童的免疫功能和降糖效能。所以，判断儿童是否缺钙至关重要，每一对合格的父母都不可忽视。

### （二）孕妇

在成年人这一群体中有一类特殊人群——孕妇。因为女性在受孕期间

会随着胎儿的发育，身体逐渐出现对各种营养素需求量增加并高于正常成年人的情况。比如，孕妇与一般人群相比存在独特的钙生理特点——钙在母体和胎儿之间会通过胎盘主动转运，这是胎儿骨骼矿化必不可少的活动。当孕期妇女钙缺乏时，母体会动用自身骨骼中的钙维持血钙浓度并满足胎儿骨骼生长发育的需要，所以孕妇相较于一般人群更加容易缺钙。

孕期缺钙时，由于血清钙的降低使神经兴奋性增高而出现腓肠肌痉挛，孕妇活动受到影响，若是夜间出现痉挛还会影响睡眠；孕妇骨骼中储存的钙被紧急调动到血液中，骨钙被动流失导致骨质疏松，也会使孕妇出现腰腿疼痛和腓肠肌痉挛等症状；尤其到了妊娠后期，胎儿生长速度加快，骨骼矿化达到高峰，更容易造成孕妇钙营养不良。因此，对孕期钙的补充需要较孕前加强。

孕妇在孕期缺钙不但会对自身的骨骼健康有影响，而且还会影响下一代的健康成长。当孕妇轻度缺钙时，机体会从骨骼中动员钙以最大限度地满足胎儿的需要。但当孕妇的钙缺乏较严重时，其可能会对胎儿的骨骼和牙齿的发育产生不利的影响，会进一步对孩子峰值骨量的达到产生不利影响，增加婴儿先天性佝偻病和孕妇骨质疏松症的发生率。所以，家庭和社会要密切关注孕妇的缺钙问题。

### （三）老年人

50岁以后，人的各项生理功能较年轻时都有所下降，小肠对钙以及各种营养物质的吸收功能减退、皮肤维生素 D 合成减少，再加上肾功能出现生理性下降导致体内活性维生素 D 的合成减少。在这种情况下，如果生活中饮食上再出现钙摄入不足情况，就很容易引起甲状旁腺素分泌增加，刺激破骨细胞增殖并增强破骨细胞活性，从而使骨溶解和骨中的钙释放入血，这是机体应对体内钙不足现象做出的一种代偿反应。这种代偿反应虽然使血钙浓度维持在了一个合理的稳定水平，但在骨方面则会导致骨质疏松症的发生，所以说老年人常见的钙缺乏是骨质疏松症、骨折的重要危险因素。

骨骼的形成离不开多种激素的共同作用。老年人，特别是过了围绝经期的女性，体内的激素水平更容易紊乱，同时肠道吸收钙的能力也会降低。此外，老年人的活动能力下降，如果不能科学地补钙，其很容易处于钙缺乏状态。有研究表明，45岁后的成年人每10年的骨骼脱钙率约为3%。除骨质疏松和骨折外，长期缺钙还会给老年人带来许多其他问题或疾病，如骨质增生、驼背、手足发麻、失眠、背痛、牙齿松动、困倦、抽筋、易感冒、头痛、烦躁、老年痴呆、皮肤痒及有黑斑、动脉钙化、高血压、糖尿病等。所以，我们要尤其注意老年人是否缺钙，并且及时补钙。

（芮奕　张顶梅）

# 第三节　如何科学补钙

## 一、补钙无效的原因

实际上无论男性还是女性，一般在 30～35 岁达到一生中所获得的最高骨量，称为峰值骨量。此后，其就开始骨丢失，特别是绝经后的女性，在绝经后 1～10 年，骨量丢失速率明显加快。由此可见，要想老年时骨骼健康，就得在 35 岁之前打好基础，并在达到峰值骨量后注重合理补钙。传统补钙方法包括食物补钙和药物补钙，但是，很多人常年补钙仍不见成效，血钙水平不稳定，骨质疏松等问题也没有得到改善。这是为什么呢？本节将从以下几个方面进行分析。

### （一）补钙方法不当

很多人认为，只要多吃富含钙质的食物或者多吃钙片就可以达到补钙的效果。但是，这种方法并不科学。首先，钙片的吸收率并不高，而且过量摄入钙片会增加肾脏负担，导致肾结石等问题。其次，富含钙质的食物并不是所有人都能吸收。例如，乳制品中的钙质，对于乳糖不耐受的人来说，吸收率就很低。因此，补钙方法不当是导致补钙效果不佳的一个重要原因。

### （二）缺乏维生素 D 和维生素 $K_2$

维生素 D 是钙吸收的关键，如果缺乏维生素 D，即使摄入足够的钙质，其也无法被身体吸收利用。维生素 D 可以促进肠道对钙的吸收，同时也可以促进钙的转运和沉积。因此，缺乏维生素 D 也是导致补钙效果不佳的一个重要原因。

维生素 $K_2$ 可激活骨钙素和基质 Gla 蛋白（matrix Gla protein，MGP），活化的骨钙素与钙结合，而激活的 MGP 则保证了结合的钙进入骨骼而不是血液，从而完成骨形成。因此，如果维生素 $K_2$ 水平太低，则完全的骨骼发育不可能发生。

### （三）不良的生活习惯

生活习惯不良也会影响钙的吸收和利用。例如，长期吸烟、饮酒、过度饮咖啡等都会影响钙的吸收和利用。此外，缺乏运动也会导致骨质疏松等问题。因此，改善生活习惯也是提高补钙效果的一个重要措施。

### （四）年龄因素

随着年龄的增长，人体对钙的需求量也会增加，但是钙的吸收率却会下降。因此，年龄因素也是导致补钙效果不佳的一个重要原因。35 岁以后人体骨量开始丢失，尤其是女性在围绝经期后由于雌激素水平下降，骨质疏松的风险也会增加。所以不同年龄阶段所需要补钙的量是不一样的，应该根据表 2-1 中推荐的钙日摄入量，补充适量的钙剂。

## 二、大量补钙对机体的影响

在全民补钙的大潮之中，人们的大脑中就形成了这样一个误区：钙是一种保健品，对身体有益无害，而且应该"终身补钙"。于是许多中老年人常年坚持补钙，而且追求钙含量高、人体吸收率高的补钙剂，但过量补钙不仅是一种浪费，而且长期过量补钙，将产生以下不良影响。

### （一）增加心血管损伤风险

过量补钙可能导致血液中钙含量增加，高钙血症会加速动脉中沉积物的形成，血管钙化是形成动脉粥样硬化中、后期的重要环节，这会加速心脏病的形成。血钙浓度过高，易使钙沉积在内脏或组织当中。例如，钙在眼部的沉积将会影响视力，在心脏瓣膜上沉积将会影响心脏功能。

### （二）影响营养物质的吸收

由于钙能吸附铁及某些维生素而形成螯合物，降低铁及这些维生素在肠道的吸收率，故而过量补钙可致铁与这些维生素缺乏，诱发贫血及维生素缺乏症，降低机体免疫功能。

### （三）胃肠道不良反应

钙剂容易引起胃肠道不适，如恶心、呕吐、腹泻等。过量补钙可刺激胃黏膜产生反弹性胃酸分泌，导致胃酸及胃液大量分泌，可引起黏膜充血肿胀、糜烂或溃疡。短期内口服过多的钙后，多余的钙大多会通过粪便排出体外，但这样容易增加胃肠的负担从而产生便秘。

### （四）高钙血症

高钙血症是过量补钙最直接的并发症，患者通常出现倦怠、软弱无力、嗜睡、健忘等现象。同时，人体内还存在钙和磷的平衡问题。钙的含量过高将直接导致磷的含量下降，而磷是参与大脑功能活动与神经传导的重要介质。缺磷将导致早老性痴呆与神经兴奋度的降低，继而产生严重后果。

### （五）增加结石病风险

钙并非那么容易被人体利用，如果过多摄入却不能被利用，又同时摄入草酸类物质（如菠菜），两者就可能结合并形成草酸钙结石，较大的结石不能随尿液排出，可能引起肾绞痛，严重者将引起肾损伤。

综上所述，传统补钙方法并不科学，要想达到预期的效果，需要注意补钙方法、维生素 D 和维生素 K 的摄入、生活习惯的改善以及年龄因素等多个方面。此外，还可以通过医生的指导，选择适合自己的补钙方法和剂量，以达到最佳的补钙效果。

### 三、科学补钙的方法

人体必须保持体内钙离子的平衡，并确保补充每日所需钙量，钙摄入量对于维持人体的功能及健康极为重要。补钙作为对抗骨量流失的经典方法，并非越多越好，长期过量补钙不能被机体吸收后会出现各种不良影响。如何将外来摄取的钙最大程度地转换成能被骨骼所吸收的钙，并沉积于骨骼中增加骨量，即科学补钙增强骨骼强度是关键。随着人们对钙与健康关系的逐步了解，补钙已成为一个非常热门的话题。那么，应该如何科学补钙呢？

#### （一）需补钙的重点人群

除了因疾病引起的低钙病人外，还有以下人群需要补钙。

##### 1. 儿童

两岁以内的婴幼儿，早产儿、双胞胎、生长过快或冬季出生的儿童，长牙、换牙期的儿童，处于生长高峰期的儿童，患病的儿童，营养条件过好导致身体重量超重的儿童，患有湿疹、反复呼吸道感染、急慢性腹泻的儿童，这些儿童需要的钙量比一般儿童要多，不及时补充，容易缺钙。

##### 2. 老年人

当年龄超过 40 岁后，骨骼中的钙不断流失，含钙量下降，而随着年龄增长，人体对钙的吸收率也逐渐下降，因而老年人体内钙流失严重，需要补钙。

##### 3. 妊娠及哺乳期妇女

一般情况下，妊娠及哺乳期妇女体内钙的水平比正常人低，此时补钙无论对妊娠及哺乳期妇女还是婴幼儿都很重要。

#### （二）钙源的选择

选择钙源的首要原则是无毒、无污染，尤其要注意动物骨质中的铅汞超标问题。其次，好的钙制品应该不伤胃，不影响消化。例如，以氢氧化钙为主的钙源咀嚼时有涩味，呈碱性，就不能作为合格的钙剂选择。日常生活中，可以用酸碱试纸等鉴别钙源的安全性。同时，钙源的分子量和溶解度也是比较重要的衡量标准。一般认为，分子量越高，人体对于钙的吸收率越低；分子量超过 300 的钙剂，可能不利于钙的吸收。可推荐的钙源有碳酸钙、柠檬酸钙、葡萄糖酸钙。碳酸钙因其具有廉价、需要服用的片剂数最少等优势，可以被推为相对合格且低价的钙源，但必须进食后立即服用才能充分吸收。柠檬酸钙补充剂的吸收不依赖胃酸，所以很少引起胃肠道不适，但是价格相对于碳酸钙高，并需要服用更多的片剂才能达到所需的钙剂量。需要注意的是，钙剂的补充要适量，是"补钙"不是"吃钙"。否则，轻者可能会便秘，重者会导致碱中毒，甚至引起营养代谢失调。关于如何选择钙制剂将在本章第四节详细介绍。

美国和中国的居民膳食推荐显示，成人每日钙摄入量不超过 2 000 mg。其实每 100 mL 牛奶中含有 90 ~ 120 mg 的钙，所以老年人每天喝 500 ml 的牛奶，加上日常饮食中的钙，就可以补足钙，不需要额外服用钙片了。有人担心补钙会引起心血管疾病，但是，到目前为止，没有发现健康成年人的心脑血管疾病风险和死亡率与从食物或补充剂中补充的钙（不管是否有维生素 D）有关系。所以，在合理的补钙量内，不必过度恐慌补钙会导致心脑血管疾病。

### （三）治疗骨质疏松症不能只靠补钙

对于已经有了明显骨质疏松症的人，只靠单纯补钙并不能得到有效治疗，还要根据实际情况搭配其他药物才可以。比如，围绝经期的女性因为雌激素水平骤降，破骨细胞活性特别强，骨骼钙质流失速度很快，补钙只是治疗的基础，还需要搭配双膦酸盐、雌性激素等药物抑制破骨细胞活性，才能有效治疗骨质疏松症。有些老年人体内的活性维生素 D 含量很低，而且自身合成能力下降，只靠钙片中含有的维生素 D 仍然不够，就需要额外补充活性维生素 D，才能有效促进钙的吸收。

科学补钙还应注意以下几个方面。

### 1. 改掉不良习惯

许多疾病的产生往往与我们不良的生活习惯挂钩。喝酒、吸烟、不健康饮食都会影响身体。过度饮酒会对骨骼新陈代谢产生不利影响，吸烟会影响骨峰的形成。因此，想要保护好骨骼健康，必须改掉不良的生活习惯。此外，临床发现体重比较轻的人对比正常体重，患病率会比较高。当今社会，不少人为了减肥，过度节食，不仅导致免疫力下降，也会对骨骼造成损伤。

### 2. 注意饮食

我们在日常生活中可以食用含钙量高的食物，如牛奶、乳酪等奶制品；鱼、鸡蛋等肉蛋制品；新鲜蔬菜如小油菜等钙含量高且易吸收（图2-4）。动物性食物可补充维生素 D，尤以海鱼的肝中含量最为丰富，如每 100 g 鳕鱼、比目鱼及剑鱼肝中分别含维生素 D 的量为 200 ～ 750 mg、500 ～ 10 000 mg、25 000 mg，其他如鲱鱼、鲑鱼、沙丁鱼等也含有少量维生素 D；畜禽肝脏类食物中维生素 D 含量大约为每 100 g 食物中含 100 mg 维生素 D；海洋中的海藻对补钙也是非常有效果，可以适量食用。

牛奶、乳酪、鱼、鸡蛋、虾皮、菠菜、小油菜等日常生活食品钙含量高且易吸收，在补钙时可以多食用。

影响钙吸收的食物应错开食用，如含有草酸的菠菜、竹笋、茭白、毛豆等食物与钙结合生成草酸钙，影响钙的吸收；含磷酸类的可乐、咖啡等饮品与钙竞争影响吸收；高油、高脂类食物炸鸡、薯条等在体内分解为大

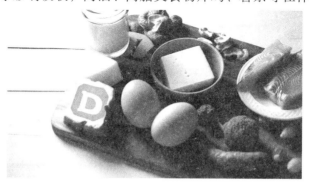

**图 2-4　日常生活中可食用含钙量高的食物**

量饱和脂肪酸，与钙形成难溶物降低钙吸收；高钠盐类的腌菜、腊肠等食物可使肾脏排出多余钠的同时也排钙，增加骨钙流失风险。更应注意的是影响钙吸收和储存的药物，如易与钙离子发生络合形成沉淀的头孢类药物、有高血钙副作用的噻嗪类利尿药等，因此补钙的同时注意避免和易与钙发生反应的食物及药物同服。

### 3. 阳光

钙在体内的吸收利用受多种因素影响，维生素 D 则是其中一种重要因素，可以通过调节钙磷正常代谢促进钙吸收，而多晒太阳能增加维生素 D 的含量。体内的维生素 $D_3$ 的来源主要是自身合成，皮肤下储存有一种胆固醇衍生物为 7-脱氢胆固醇，紫外线照射到皮肤后可转变为胆钙化醇，也就是内源性的维生素 $D_3$，有利于钙吸收。由于阳光中的紫外线大多不能透过窗帘、玻璃、厚衣服、遮阳伞甚至防晒霜，也就不能有效合成维生素 $D_3$。

一般户外晒 30 min 左右就能满足需求。但是，是否把皮肤裸露在烈日下暴晒半小时维生素 D 合成最好呢？并不是，日照强烈时人在无任何物体遮挡的情况下暴晒，容易出现中暑和皮肤晒伤的情况。怎样晒太阳更科学呢？夏天紫外线强，人们在阴凉处活动半小时就可以；冬天紫外线相对较弱，可以选择天气暖和阳光充足的时候，露出双手和面颈部即可。对于代谢较慢的人群，如老年人和肥胖人群来说，7-脱氢胆固醇含量减少，光照合成维生素 D 的速率减慢或维生素 D 储存于脂肪不足，因此在补足钙需求的前提下，多沐浴阳光有利于钙的吸收。

### 4. 适当运动

在当今快节奏的生活中，人们渐渐忽略了运动。运动能使人体的新陈代谢加快，利于体内各种微量元素含量的增加，骨骼中的骨细胞和微量元素结合加大了骨骼的硬度。骨骼肌肉与骨骼紧密相连，而且骨质疏松症与肌肉减少症及肌肉耐力和强度有一定的关系。补充高蛋白也要加强肌肉锻炼，包括无氧锻炼和有氧锻炼，可以促进骨骼强度恢复，增强肌肉力量，强劲的骨骼肌也可一定程度地缓冲突如其来的撞击，避免发生严重的骨质疏松性或病理性骨折。此外补充钙的同时，应配合适当的运动。运动可以增加血液流动，改善骨钙代谢，减少骨钙"迁移"的方式，保持骨骼强壮。

因此，为了达到补钙的良好效果，应配合适当运动，但要注意避免过度运动和受伤。

（俞义文　裴岩　刘可可）

# 第四节　钙制剂的选择和服用方法

## 一、钙制剂的选择

摄入的钙量都是按钙元素计算的，目前市面上的钙剂都不是纯的钙元素，而是某种钙盐或复合物。不同种类的钙剂，其钙元素含量差别很大。钙元素含量多少是选择钙剂的一个参考依据。碳酸钙、醋酸钙、磷酸氢钙、柠檬酸钙的钙含量分别约为 40％、25％、15％、21％，乳酸钙的钙元素含量约为 18％，葡萄糖酸钙的钙元素含量约为 9％，氨基酸螯合钙的钙元素含量约为 16％。人体吸收 1.0 g 钙所需的各种钙剂剂量为：碳酸钙 25 g，磷酸钙 26 g，乳酸钙 7.7 g，葡萄糖酸钙 11.1 g，海洋生物钙 20.5g。美国药典中介绍的 16 种口服补钙剂，其中有 10 种为碳酸钙片剂。

钙的吸收速度受很多因素影响，如碳酸钙的吸收先经过胃酸的作用，再被肠道吸收，在胃酸情况正常、胃蠕动良好的情况下，钙剂吸收速度快。钙的吸收率与摄入量的关系也很大，单一钙剂在体内纯吸收没有太大区别，各种钙剂的吸收率大约为 30％。而如果是钙缺乏的话，则吸收率可能会升高。平均钙吸收率：碳酸钙为 39％，乳酸钙为 32％，草酸钙为 30％，葡萄糖酸钙为 27％。草酸类食物会影响钙的吸收。维生素 D 可以促进钙的吸收，所以最好选择含有维生素 D 的钙片。而能满足这个要求（含钙量高、价格便宜）的钙制剂中，碳酸钙与维生素 D 的复方钙片性价比最高。不过碳酸钙需要在胃酸条件下才能吸收，对胃黏膜有一定的刺激性，有些老年人消化功能差，胃酸不足；或是在服用碳酸钙后出现胃部不适、腹胀、便秘的情况，也可以选择柠檬酸钙、乳酸钙、葡萄糖酸钙、氨基酸螯合钙等有机钙，对胃肠刺激小，不需要胃酸就可以吸收，也可以通过日常饮食中适量

▶▶ 41

多食用醋、果汁等来增加胃酸以增加钙的吸收。各类钙剂的优缺点如下。

口服的钙，是以钙离子的形式才能在肠道被吸收。因此，钙制剂的溶解度直接决定了钙的吸收率。就溶解度而言，氯化钙、葡萄糖酸钙、柠檬酸钙等溶解度较好，而乳酸钙、碳酸氢钙等未经处理的活性钙溶解度较差。目前，临床使用较多的是人工合成的无机钙（如碳酸钙、磷酸钙等），优点是含钙量高，同时价格较低，适用于大多数骨质疏松症患者。无盐钙剂虽然含钙量较高，但溶解度差，通常呈碱性，分解吸收需要消耗更多胃酸，因此易引起消化不良、腹胀、便秘等胃肠道不良反应。

有机酸钙剂（如乳酸钙、柠檬酸钙、葡萄糖酸钙、醋酸钙等）虽然钙含量较低，但水溶性好、容易吸收，而且胃肠道反应很小。因此，肠胃功能欠佳的患者通常建议选用有机酸钙剂。常用的各种钙剂优缺点参见表2-2。

个别钙剂在使用时对机体会产生一些额外的影响。葡萄糖酸钙在体内代谢成葡萄糖，使血糖浓度升高故不适于糖尿病钙缺乏患者；乳酸钙在体内代谢成乳酸，使机体产生疲劳、酸痛，故不适于体质衰弱的患者。天然生物钙一般由富含钙的天然原料如贝壳经高温煅烧而制成。此类钙剂的离子化程度高，易被机体吸收利用。国内近年开发的补钙剂品牌虽然很多，但主要来源于中药牡蛎、珍珠壳等。有些生物钙制剂中含有对机体有害的元素，如镉、铋、铅等，长期服用会产生潜在重金属中毒的可能。除了挑选适合自己的钙制剂类型外，选择钙制剂时也要看是否添加帮助钙吸收和引钙入骨的其他营养素，如维生素 $D_3$、维生素 $K_2$、酪蛋白磷酸肽（casein phosphopeptides，CPP）和镁等。这些成分对于补钙来说会更加有利，更利于骨和牙齿的健康。

选择钙制剂时，除根据自己的偏好选择之外，还要考虑哪种补充剂更适合自己。对于胃酸分泌正常或偏多的成人，可以选择碳酸钙；如果有胃病疾患，譬如萎缩性胃炎，由于胃酸分泌较少，可以选择有机钙。幼儿可以选择乳酸钙或葡萄糖酸钙。同时，钙和其他矿物质补充剂应分开服用。

表 2-2　常用钙剂的生物学特性及不良反应

| 钙剂 | | 生物学特性 | 不良反应 |
|---|---|---|---|
| 无机钙 | 碳酸钙及其制剂 | 钙元素量最高为 40%，缺点是水溶性低，易溶于胃酸，吸收率高，剂型最多，应用最广的补钙剂 | 上腹不适、恶心、呃逆、习惯性便秘 |
| | 活性钙制剂（氯化钙） | 含钙元素 36%，由天然贝壳经高温煅烧、电解制得，有的辅以中药。含钙量低，吸收率低，碱性强，应用较少 | 易引起胃肠道刺激，大多数含有重金属，尤其是铅，长期服用对身体不利 |
| 有机钙 | 乳酸钙、葡萄糖酸钙 | 乳酸钙含钙元素 18.37%，葡萄糖酸钙含钙元素 9.3%，含钙量低，多为注射剂，或与其他钙盐一起制成复方制剂，葡萄糖酸钙因升高血糖不适于糖尿病患者使用 | 口服效果不理想，单独的制剂含钙量较少 |
| | 柠檬酸钙 | 含钙元素 21%，柠檬酸钙水溶性高，吸收率好，无胃胀气，在血中的溶解度比产生结石的草酸盐高，柠檬酸根会抢夺结石成分中的钙，有可能减少结石的发生 | — |
| | 醋酸钙 | 含钙元素 25.34%，可溶于酸性或碱性环境，吸收率为 69%~82%，加有香精，口感稍差 | — |
| | L-苏糖酸钙 | 含钙元素 13%，脂溶性好，能主动吸收，胃肠刺激小，促进维生素 C 吸收，适用人群广 | — |
| | 氨基酸螯合钙 | 含钙元素约为 20%，氨基酸整合物的形成便于钙剂吸收和利用，可避免高钙血症或肾脏排钙离子增加，吸收率和生物利用率高 | — |

## 二、钙制剂的服用方法

钙吸收受很多因素影响，例如，碳酸钙要先经过胃酸作用解离成钙离子，才能被肠道吸收，因此，最好随餐服用。因为进餐可刺激胃酸分泌，而且人体肠道在单位时间内对钙的吸收有上限，随餐服用让钙片和食物混合在一起，可增加钙制剂在肠道内的留存时间，从而增加吸收量。胃酸缺乏或正在服用抑酸药物（如奥美拉唑、西咪替丁等）的患者不宜选用，可换用水溶性好的钙剂，如醋酸钙、乳酸钙、葡萄糖酸钙等。相同剂量的钙，分次补比一次大剂量补吸收好，分批多次摄入可以提高身体对钙的吸收率。不建议空腹服用钙片，以减少对胃黏膜的刺激，避免胃肠道不适的不良反应。人体在夜间血钙水平降低，所以在晚餐时服用钙片效果最好。如果不习惯随餐服药，也可以在晚餐后30 min内服用，如果是需要每日2次服用的钙片，另一次可以在早餐时或是早餐后30 min内服用。钙剂最好单独服用，如果需要补充其他元素，时间最好错开，间隔2 h以上。临睡前补钙可以为夜间的钙调节提供钙源，阻断体内动用骨钙。并且钙与植物神经的稳定有关，具有镇静催眠作用。若选用含钙量高的制剂采用每日1次的方法，则以每晚临睡前服用为好，因为人的血钙水平在后半夜及清晨最低，临睡前服用可以使钙剂得到更好的吸收和利用。但是，患有萎缩性胃炎或胃酸减少的人建议在晚餐时服用。

（芮奕　裴岩　秦正红）

# 第三章 维生素 D 与骨质疏松

## 第一节 维生素 D 的代谢和功能

### 一、维生素 D 发现的历史

早在 1824 年，人们已经意识到软骨病可以用晒太阳或摄入亚麻籽和橄榄油来预防，佝偻病可以通过摄入鱼肝油来治疗。1918 年，英国学者误以为佝偻病是缺乏维生素 A 所致。直到 1921 年科学家在破坏鱼肝油中的维生素 A 试验后，才发现抗佝偻病并非维生素 A 而是其他物质所致，后来将有效对抗和改善肌肉疼痛、骨骼畸形和软骨病的活性组分称作维生素 D，"阳光维生素"和"抗佝偻病维生素"均是维生素 D 的别称。维生素 D 的种类很多，其中最常用的是维生素 $D_2$（骨化醇/麦角骨化醇）和 $D_3$（胆骨化醇/胆钙化醇）。

### 二、维生素 $D_2$、$D_3$ 的研究

骨化醇亦可称维生素 $D_2$，主要在植物中合成，也可以在肝脏、牛奶和蛋黄中发现。骨化醇是紫外线照射植物中的麦角固醇产生的，在自然界存在较少，通常从植物油或酵母中提取，需要通过将其溶解在有机溶剂中才能被人体吸收。人对维生素 $D_2$ 的需求高且自身无法合成，因此人体维生素 $D_2$ 的主要来源是食物。

2006 年 Houghton 和 Vieth 指出，维生素 $D_2$ 不应该视为与维生素 $D_3$ 等效，这是由于两者提高血清 25-羟基维生素 D（25-hydroxyvitamin D，25-OH VD）的能力不同。他们认为，血浆中维生素 $D_2$ 代谢产物与维生素 D 结合蛋白（vitamin D binding protein，VDBP）所结合的量比维生素 $D_3$ 少，且维生素 $D_2$ 存在其特殊性，它的半衰期较短，且相较于维生素 $D_3$，维生素 $D_2$ 多出了一个非生理代谢。在人体缺乏维生素 D 的情况下，补充维生素 $D_3$ 无疑是一种更好的选择。人体内大部分的维生素 $D_3$ 是由自身合成的，多数高等动物的表皮和真皮中含有维生素 D 前体物 7-脱氢胆固醇，人或动物皮肤经过紫外照射后，7-脱氢胆固醇转化为维生素 $D_3$（图 3-1）。维生素 $D_3$ 也可以通过海洋生物特别是鱼肝获得，但在一般情况下，仅从食物中获得足够的维生素 $D_3$ 很难，人体维生素 $D_3$ 的来源主要还是依靠人体自身合成。一个儿童如果每天能充分接受阳光照射皮肤 4~6 h，那么他自身合成的维生素 $D_3$ 就能满足需求。因此，晒太阳对于体内维生素 $D_3$ 的合成是一个非常重要的途径。

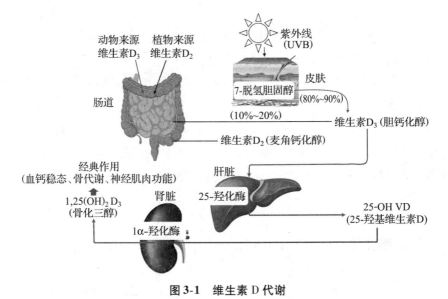

图 3-1　维生素 D 代谢

## 三、维生素 D 在体内的代谢过程（以维生素 $D_3$ 为例）

"维生素 $D_3$ 被摄入并进入乳糜微粒中，一旦进入循环，它就会转化为

25-OH VD。这主要通过几种酶在肝脏中实现"。这一段话显示，维生素 $D_3$ 在人体中较为稳定的循环形式是 25-OH VD，这是因为主要存在于血清中的 25-OH VD 对血液中的 VDBP 有强亲和力。维生素 $D_3$ 本身无活性，须经两次羟化转化为骨化三醇才具有生物活性。首先，维生素 D 与 VDBP 结合后被运输到肝脏，在肝脏经过 25-羟化酶催化转变成 25-OH VD；25-OH VD 进入血液循环后同样与 VDBP 结合，随后被运输到肾脏，在肾脏 1α-羟化酶催化下生成具有激素活性的代谢产物 1,25-二羟维生素 $D_3$[1,25$(OH)_2$ $D_3$]，这就是活性维生素 D，又称骨化三醇或钙三醇。骨化三醇进入血液循环后，又同样与 VDBP 结合，并随血液循环达到各组织器官，分别与这些器官内组织细胞中的维生素 D 受体结合后发挥其生物效应，如维持血钙稳态、骨代谢平衡和神经肌肉功能等（图 3-1）。除了上述的代谢通路，人体内还存在其他的代谢通路。

## 四、维生素 D 的作用

维生素 D 的作用为促进小肠上皮细胞及肾小管对钙、磷的吸收，调节身体的钙-酸盐稳态，促进骨骼发育和钙化。维生素 D 对钙吸收的促进作用主要存在于两个部位：小肠和肾脏。在肾脏生成的 1,25-$(OH)_2$ $D_3$，经血液转运至小肠，促使小肠黏膜细胞合成对 $Ca^{2+}$ 有高度亲和力的钙结合蛋白（CaBP），它是一种载体蛋白，可促进钙的吸收；同时 1,25-$(OH)_2$ $D_3$ 还能促进小肠吸收磷，从而提高血钙和血磷含量。1,25-$(OH)_2$ $D_3$ 对肾脏直接发生作用，促进肾脏对钙和磷进行重吸收，从而减少钙和磷的丢失，也可增加骨密度。在骨组织中，1,25-$(OH)_2$ $D_3$ 直接作用于骨的矿物质代谢，促进骨基质形成及类骨质矿化。1,25-$(OH)_2$ $D_3$ 对骨代谢具有两种作用。生理剂量下，1,25-$(OH)_2$ $D_3$ 通过与成骨细胞表面维生素 D 受体（Vitamin D receptor，VDR）结合，活化和抑制相关转录因子，调节成骨细胞中多靶基因表达，促进成骨细胞的增殖、提高成骨细胞活性、加快骨矿化，促进骨基质形成。当血钙降低时，1,25-$(OH)_2$ $D_3$ 与甲状旁腺素（parathyroid hormone，PTH）协同作用，通过破骨细胞作用使骨盐溶解，维持血浆钙磷的正常浓度。维生素 D 缺乏对快速生长期的骨骼影响最大。维生素 D 缺乏时，成骨细胞增殖分化低下，骨形成减少。1,25-$(OH)_2$ $D_3$ 是破骨细胞

（osteoclasts，OC）成熟的主要激活因子，$1,25\text{-}(OH)_2D_3\text{-}VDR$ 复合物增加成骨细胞的 RANKL 表达，RANKL 与其受体 RANK 作用，诱导 OC 分化，使 OC 前体细胞成为成熟 OC，促进 OC 的分化，促进骨吸收。维生素 $D_3$ 还可作为骨基质蛋白基因转录调节因子，调节 I 型胶原和骨钙素等的合成。在调控骨钙代谢方面，维生素 $D_3$ 的活性是维生素 $D_2$ 的 2～4 倍。$1,25\text{-}(OH)_2D_3$ 还可进入肌肉组织中，与肌细胞中的 VDR 结合，调控肌细胞增殖与分化，并影响肌细胞的能量代谢，从而在肌痛、肌力减低等肌肉相关疾病中发挥重要作用。

## 五、缺乏维生素 D 后常见的骨骼问题

日照不足（如阳光暴露不足、防晒过当、皮肤病、室内工作等）、饮食习惯不佳、不运动、营养不良、药物（抗肿瘤药、促排泄药等）影响吸收、肝肾功能异常、胃肠道功能障碍等均是维生素 D 缺乏的原因。维生素 D 是维持人体骨骼健康、细胞生长的重要物质，它依赖于体内自身合成和食物摄取。维生素 D 缺乏可影响青少年牙齿、骨骼的生长发育和正常形态，使中老年人骨骼硬度下降、骨质流失增加甚至骨质疏松、骨折的风险增加。在一些维生素 D 与疾病的关系研究中，发现维生素 D 与感染、过敏性疾病、哮喘、精神及神经疾病、自身免疫性疾病、病毒感染、衰老甚至是癌症等均有着很深的关联，维生素 D 缺乏时以上疾病发生的可能性增加。

维生素 D 缺乏症是由于缺乏维生素 D 而引起的疾病，对人体的骨骼肌肉系统有严重的负面影响，骨软化症和佝偻病是维生素 D 不足的主要表现。轻度维生素 D 缺乏（也称为维生素 D 不足）可导致继发性甲状旁腺功能亢进、骨质流失、肌肉无力、跌倒和脆性骨折。在这里，我们主要讨论一些由维生素 D 缺乏引起的骨骼疾病，如营养性佝偻病、骨质疏松症和肌肉功能障碍。

### 1. 营养性佝偻病

营养性佝偻病是儿童早期的一种骨骼疾病，由维生素 D 缺乏或膳食钙摄入量不足导致骨矿化所需的钙供应不足引起，表现为骨骼疼痛、运动发育迟缓和骨骼弯曲。6 个月内的婴儿主要会发生神经兴奋性增高的表现，

如易烦恼、多汗刺激头皮而导致摇头等，同时伴有头颅形状的改变，颅骨发生软化；7~8 个月的时候，患儿头围比正常儿童大，头像一个"方盒"，手腕、足踝部亦可形成钝圆形环状隆起；患儿可在 1 岁左右开始出现胸廓畸形，甚至伴有骨软化和肌肉关节松弛，患儿下肢可承重并开始站立和行走后，引起股骨、胫骨、腓骨弯曲；严重膝内翻（"O"形）或膝外翻（"X"形）后遗症多见于 2 岁以后的儿童。由维生素 D 缺乏而引起的严重佝偻病，会表现为不同的骨骼畸形。有若干个因素被认为是导致佝偻病发病率上升的原因，包括母乳喂养时间过长的同时母亲缺乏维生素 D，长期母乳喂养的婴儿断奶后饮食以素食为主以及维生素 D 补充剂使用不当，皮肤色素沉着、阳光照射有限等。因此对于此类主要发生在婴幼儿身上的维生素 D 缺乏性疾病，确保婴幼儿每日获得足够的维生素 D 是预防和治疗的关键。

2. 骨质疏松症

对维生素 D 在泼尼松龙诱导的实验性骨质疏松症中保护分子和细胞机制的研究表明，长期使用糖皮质激素伴随着矿物质代谢的异常，导致继发性骨质疏松症的发展。维生素 D 在骨重塑过程中起着重要调节作用，可通过维生素 D 受体实现其生物效应。恢复维生素 D 的生物利用度是抵消糖皮质激素治疗对骨组织的负面影响的先决条件。有实验表明适当的治疗有望通过长期维持或增加骨量来降低低骨量患者骨折的发生率。在相关实验中，低骨量的老年性骨质疏松症病例经活性维生素 D 治疗 2 年后，椎体骨折的发生率明显降低。这一观察结果表明，持续的骨量维持可以有效地防止骨质疏松性骨折。

3. 肌肉功能障碍

肌肉与骨骼系统之间的联系十分密切，老年人群骨质疏松症与肌肉减少症如影随形。肌肉不仅通过机械力刺激骨骼，两者还通过多种信号传导通路以及多种信号因子相互联系和影响，所以维生素 D 的缺乏能够通过影响骨骼系统来间接影响肌肉功能。此外，肌肉组织中也存在 VDR，因此，肌肉也是维生素 D 的重要靶器官。维生素 D 缺乏可影响肌肉功能，导致肌力、平衡能力下降，使老年人骨折风险增加。补充维生素 D 能够改善肌肉功能、减少跌倒及骨折的发生。严重维生素 D 缺乏的一个重要标志就是肌无力。研究发现，维生素 D 与肌肉中的脂肪呈负相关，维生素 D 水平越低，肌肉中的脂肪越多，肌肉容量大幅降低，而在补充足够的维生素 D 后该症状能得到纠正。故维生素 D 对肌肉和骨骼的健康至关重要，研究表明，补充足量的维生素 D 能增加骨量、肌肉容量，增强肌肉协调功能，降低跌倒风险，有助于预防骨性疾病。

# 第二节　为什么维生素 $D_3$ 对骨健康很重要

## 一、维生素 $D_3$ 促进肠钙吸收，保护软骨及骨骼

维生素 $D_3$ 分别在肝脏和肾脏中，经过两次羟化变成 1,25-二羟维生素 $D_3$ [1,25-$(OH)_2 D_3$]，即活性的维生素 D，它的主要作用是促进胃肠道对钙、磷的吸收。人体的钙、磷，一方面间接来自肠道钙、磷的吸收和肾钙、磷的重吸收，另一方面可以从骨骼中释放以保持正常的血清钙、磷水平，以防出现负钙平衡。当血液中的钙离子浓度降低时，维生素 $D_3$ 的活性物质也就是 1,25-$(OH)_2 D_3$，能刺激骨细胞和破骨细胞的活动，促进骨骼中储存的钙溶解，骨骼中储存的钙盐释放入血可使血钙升高；当血钙降低时，机体会通过负反馈的调节方式促进甲状旁腺激素的释放，从而促进 1,25-$(OH)_2 D_3$ 的合成，使得肠内钙、磷吸收和骨质钙化，维持血钙和血磷的平衡。

在成人中，骨骼不断重塑，破骨细胞的骨吸收与成骨细胞的骨形成保持平衡，以维持骨量，当身体受到炎性物质侵袭时，促炎性细胞因子和胶原蛋白 Ⅱ 型的抗体会打破这种平衡，导致软骨和骨的破坏。而细胞色素 $P_{450}$ 能够将维生素 $D_3$ 转化为非钙离子相关类似物 20S(OH)$D_3$，经作用后可降低 CD4[+]T 细胞和 CD19[+]B 细胞等淋巴细胞亚群数量，明显降低炎性细胞因子，可显著抑制关节炎的临床病症及软骨和骨的破坏。因此维生素 $D_3$ 具有抵御炎症因子、保护软骨和骨骼及有利于软骨细胞发育的作用。

## 二、维生素 $D_3$ 调节肌肉钙代谢，增强肌力

附着在骨骼上的肌肉称为骨骼肌，骨骼肌的两端连接骨骼，可作为骨与骨连接的纽带，骨骼肌的活动受到自主意识支配，强劲的骨骼肌也可在一定程度上缓冲突如其来的撞击，降低骨折风险。

一项关于两个不同人群（年轻运动员和老年人）补充维生素 $D_3$ 对骨骼肌稳态和功能的影响的研究表明，维生素 $D_3$ 缺乏可导致以肌纤维萎缩、脂肪浸润和纤维化为特征的肌病。实验表明，维生素 $D_3$ 充足似乎并未对肌肉力量和体能带来额外益处，维生素 $D_3$ 缺乏和补充能影响不同人群的肌肉力量。肌肉也是维生素 $D_3$ 的重要靶器官，维生素 $D_3$ 缺乏可影响肌肉功能，导致肌力、平衡能力下降，补充维生素 $D_3$ 能够改善肌肉功能、调节肌肉钙代谢、优化肌细胞形成、增加肌力，缓解关节及软组织疼痛、减少跌倒及骨折的发生。

# 第三节 维生素 $D_3$ 的其他有益作用

维生素 $D_3$ 是自然存在的脂溶性维生素，在人类 30 余种细胞及组织器官如肠道、骨骼、牙齿、甲状旁腺、B 细胞、T 细胞、卵巢组织、乳腺上皮细胞、附睾上皮细胞、某些神经组织及多种癌细胞中都发现了 VDR 的表达。维生素 $D_3$ 对身体的其他有益作用主要有以下几点。

## 一、调控肠道环境

维生素 $D_3$ 有许多重要的功能，除了人们熟知的促进钙和磷的吸收、调节骨骼代谢，还可在肠道中起作用。肠道是消化系统的重要组成部分，也是主要的消化和吸收营养的场所。连续完整的肠黏膜上皮、持续分泌的肠消化液及广泛均匀分布的免疫细胞和肠道菌群，都有助于正常肠道抵抗有害物质入侵，维持肠道稳态的能力。相关临床试验表明结直肠癌患者血清

中 25-(OH)D₃ 含量明显比健康者低。为研究补充维生素 D₃ 后是否有改善结直肠癌患者的整体状况的作用，设计了在不同维生素 D₃ 剂量下对偶氮甲烷＋右旋糖酐硫酸钠诱导的结直肠癌（colorectal cancer，CRC）小鼠的影响实验，通过鉴定肠道菌群和相关基因表达，评估肠道屏障完整性和微生物防御反应，进而推断维生素 D₃ 治疗是否减轻或阻止 CRC 的发生和发展。实验结果表明，小鼠 CRC 组 25-(OH)D₃ 水平低于正常组，这与临床情况相符；维生素 D₃ 缺乏加重了 CRC 小鼠肠炎和肠癌的恶化，而补充维生素 D₃ 后 CRC 小鼠的整体状况有所改善。该实验说明维生素 D₃ 缺乏与结直肠癌的高发密切相关，补充维生素 D₃ 可以抑制结直肠癌的发生发展。维生素 D₃ 主要通过调节肠道菌群，进而调节结肠屏障完整性来逆转 CRC。

## 二、调节免疫

维生素 D₃ 可以通过促进具有抗菌活性抗菌肽的生成来增强先天免疫，黏膜上皮细胞、循环免疫细胞是消化道抗菌肽的主要生产者和分泌者。消化道上皮细胞产生的抗菌肽具有较高的抗菌活性，对维持整个消化道黏膜的完整性和控制微生物菌群的适当平衡至关重要。维生素 D₃ 被认为是一种新的神经内分泌免疫调节激素，对免疫系统也有广泛的作用。维生素 D₃ 不仅加强了先天性免疫（抗菌活性），还能减弱适应性免疫（抗原表达，T、B 淋巴细胞活性）。绝大多数与免疫系统功能有关的细胞，如单核巨噬细胞、树突细胞（dendritic cells，DCs），活化的 T、B 淋巴细胞等均含有 VDR，维生素 D₃ 能够通过调节这些免疫细胞和免疫活性物质，从而来发挥对免疫系统的调节作用。

## 三、调节代谢（糖尿病和脂质代谢紊乱）

当胰岛素分泌障碍或胰岛素生物活性不足，或者两者均出现问题时，可出现糖尿病的典型症状高血糖，严重时还会出现眼睛、肾脏、心脏、血管等功能障碍的并发症。胰腺作为维生素 D₃ 的靶标之一，胰腺 β 细胞表面也存在 VDR，故维生素 D₃ 可上调或者下调 β 细胞内的 VDR 的数量和维生素 D₃ 依赖性钙结合蛋白水平来影响胰岛素的合成、分泌以及敏感性。维生

素 $D_3$ 水平与胰岛素敏感性呈正相关，当维生素 $D_3$ 缺乏时，机体会降低组织摄糖量，并且产生明显的胰岛素抵抗，从而增加 2 型糖尿病的发病风险。

血脂异常是一种脂蛋白代谢障碍疾病。有临床试验发现口服阿托伐他汀＋维生素 $D_3$ 相较单用阿托伐他汀的患者空腹血脂改善程度更高。这说明血清维生素 $D_3$ 能一定程度上降低总胆固醇、低密度脂蛋白含量，升高高密度脂蛋白含量，即维生素 $D_3$ 缺乏时体内总胆固醇和低密度脂蛋白的水平往往要比正常人群高得多，增加患高脂血症的风险。

## 四、调节心血管疾病

心血管疾病是人群高发及高致残率和病死率的一类疾病。虽然心血管系统不是维生素 $D_3$ 的经典靶点，但心肌细胞和血管平滑肌细胞都对这种激素有反应。有实验研究活性维生素 $D_3$ 对应用过量糖皮质激素的大鼠心血管功能的影响。经维生素 $D_3$ 治疗后，大鼠血压异常及心脏肥厚和基础心脏功能减退、机体反应性受损、冠状动脉血管储备下降的现象均有改善。总之，维生素 $D_3$ 可能是通过增加一氧化氮来有效调节糖皮质激素过量诱导的有害心血管问题。有实验发现维生素 $D_3$ 缺乏会导致内皮细胞一氧化氮合酶表达减少，这可能使小鼠出现内皮细胞功能障碍、动脉粥样硬化、主动脉阻抗增加，加重心血管系统症状。

维生素 $D_3$ 可以抑制肾素-血管紧张素-醛固酮系统（renin-angiotensin-aldosterone system，RASS）。RASS 在心血管系统中发挥重要调节作用，它对血管组织的局部作用可刺激胶原生成和基质重构、激活氧化应激反应、抑制一氧化氮信号通路的传导以及减少弹力蛋白的合成。实验研究发现，VDR 敲除的小鼠与野生小鼠相比，肾素和血管紧张素 Ⅱ 的表达增加数倍，有极大概率会导致心肌肥厚和高血压的发生，而维生素 $D_3$ 可通过降低RASS 系统活性来调控心血管系统从而降低相关疾病的发生。而且维生素 $D_3$ 能直接调控钙的流出和心肌收缩力，使心肌细胞加速舒张，还能平衡线粒体膜电位（mitochondrial membrane potential，MMP）和基质金属蛋白酶抑制剂的水平来对抗心力衰竭。此外，维生素 $D_3$ 还能间接对心肌细胞产生保护作用，包括防止甲状旁腺激素对血管和心肌的损害，并能通过抗高血压、炎症免疫反应等作用来对心肌细胞产生间接保护。

血管钙化是动脉粥样硬化、高血压、糖尿病血管病变、血管损伤、慢性肾脏疾病和衰老的常见病理症状，也是导致心脑血管疾病高发病率和死亡率的关键原因之一，主要症状为血管僵硬度升高和动脉顺应性降低，可迅速导致心肌缺血、左心室肥厚、心力衰竭以及血栓形成和斑块破裂。血管钙化也是外周血管疾病、卒中和动脉粥样硬化性心血管事件的重要指标。研究表明，下肢血管疾病与维生素 $D_3$ 不足高度相关。缺乏维生素 $D_3$ 会增加体内 PTH 的水平，进而改变骨形成、增加破骨细胞的活性，导致骨骼更快地失去钙，升高血管钙化的风险。

## 五、预防和治疗某些肿瘤

除了控制机体钙磷代谢外，维生素 $D_3$ 在多种癌症的预防和治疗中也至关重要。维生素 $D_3$ 通过 NF-κB 途径的失活来调节免疫反应，它通过下调 NF-κB 和环加氧酶 2 （cyclooxygenase-2，COX-2），减少细胞因子和前列腺素的分泌，这两者的水平恰恰对癌细胞的大量繁殖至关重要。长期补充维生素 $D_3$ 对包括乳腺癌和胃癌在内的几种癌症均有有益影响。高维生素 $D_3$ 饮食的女性患乳腺癌的概率较低，而维生素 $D_3$ 抗乳腺癌作用有两种主要机制：促进凋亡（促进乳腺癌细胞自然死亡）和抗增殖作用（阻断刺激乳腺癌组织中受体增殖的信号）。

在炎症性肠病患者中，长期慢性炎症会增加结直肠癌的风险，而维生素 $D_3$ 可抑制结直肠癌的发生和生长。临床研究表明，血清维生素 $D_3$ 水平与直肠癌呈负相关。换句话说，血清维生素 $D_3$ 水平高的人群发生结直肠癌的风险显著低于血清维生素 $D_3$ 水平低的人群，这与维生素 $D_3$ 对细胞生长分化调节相关。

# 第四节　维生素 $D_3$ 的日需要量及补充维生素 $D_3$ 的安全注意事项

## 一、维生素 $D_3$ 的日需要量

在过去的几年里，钙和维生素 $D_3$ 补充是一种常见的营养干预措施，用于预防或治疗骨质疏松症。维生素 $D_3$ 的补充剂量与效果并不成正比。合理补充维生素 $D_3$ 可有效地预防和治疗骨质疏松症。每日维生素 $D_3$ 的摄入量因年龄和人群不同而不同。将维生素 $D_3$ 用于骨质疏松症的预防时，补充量过大，不仅不能预防骨质疏松症，反而导致骨矿物质流失加重、骨密度降低。人体需要的维生素 $D_3$ 在接受日照后主要由皮肤合成，极少量来自食物。缺乏日照及维生素 $D_3$ 吸收不充分者常有维生素 $D_3$ 缺乏，需补充足够的维生素 $D_3$，用于骨质疏松症的预防与治疗。《中国居民膳食营养素参考摄入量（2023）版》建议，成人推荐维生素 D 摄入量为 400 IU/d；65 岁及以上老年人因缺乏日照及摄入和吸收障碍，推荐维生素 D 摄入量为 600 IU/d；用于骨质疏松症防治时，剂量可为 800~1 200 IU/d，以降低跌倒和骨折风险。对于日光暴露不足和老年人等维生素 D 缺乏的高危人群，建议酌情检测血清 1,25-二羟基维生素 $D_3$ 水平，以了解患者维生素 D 的营养状态，指导维生素 D 的补充。一般补充 3 个月、6 个月后建议各复查一次，如果达到正常水平并且能够维持住，说明这个补充剂量合理。

## 二、维生素 $D_3$ 补充的安全性及注意事项

维生素 $D_3$ 作为预防和治疗骨质疏松症的基本措施，应贯穿于骨质疏松症防治的全过程。维生素 $D_3$ 也可与骨吸收抑制剂、骨形成促进剂、钙剂联合使用。但维生素 $D_3$ 服用过量可能会造成危害，比如导致肠胃功能受损、

引发高钙血症等。一旦出现这些情况，应立即停用维生素 $D_3$，及时检查血钙浓度，高钙血症患者除了需要停用维生素 $D_3$，还需要服用抑制钙吸收的药物，比如氢氧化铝等。从饮食来源获得的天然维生素 $D_3$ 一般不会引起中毒，而大剂量的化学维生素 $D_3$ 和富含维生素 $D_3$ 的乳制品有可能导致维生素 $D_3$ 过量和中毒。维生素 $D_3$ 需要在推荐剂量下服用，不可超量服用，如果过度补充会出现新的健康问题。维生素 $D_3$ 的推荐摄入量为 10 μg/d，适宜摄入量为 50 μg/d，这说明正常的成年人每天维生素 $D_3$ 的摄取上限是 50 μg。

维生素 $D_3$ 过量的危害：① 影响心血管。过量补充维生素 $D_3$ 可能导致血钙浓度急剧增加，高血钙和高尿钙发生风险上升。高钙血症会加速血钙在动脉中沉积导致血管钙化，不加以控制后期可发展为动脉粥样硬化，严重时可引起心脏病发作，影响心血管正常功能。② 影响肝脏代谢。维生素 $D_3$ 过量会加重肝脏的负荷，进而影响肝脏的生物转化和解毒功能，各种毒素在体内的积累损伤机体。如果服用后出现以上问题，应及时和医生沟通调整摄入量或暂停服用。

维生素 $D_3$ 服用的注意事项：① 胃肠道疾病、心脏病、肝功能损伤等患者应遵医嘱谨慎服用；② 避免同时服用影响维生素 $D_3$ 吸收的物质，如胃肠类用药硫糖铝，抗癫痫和抗惊厥类药物苯巴比妥片、苯妥英钠片及洋地黄类药物等；③ 大剂量钙剂与利尿药或大剂量磷剂同用时，可能发生高钙血症或高磷血症；④ 遵医嘱控制维生素 $D_3$ 的剂量，按量服用才可以发挥其效果，不要超过自身维生素 $D_3$ 的摄取上限；⑤ 维生素 $D_3$ 过敏者禁用，过敏体质者慎用；⑥ 维生素 $D_3$ 增多症、高钙血症、高磷血症、肾性佝偻病等患者禁用；⑦ 特殊人群，如婴儿、老年人应在医师指导下使用。

（俞义文　刘可可）

# 第四章 维生素 K 与骨质疏松

## 第一节 维生素 K

### 一、维生素 K 发现的历史

1928 年，丹麦化学家在研究鸡的胆固醇代谢实验时发现，人工饲喂的鸡在缺乏胆固醇后补充维生素 A 和 D 时，不仅不能补充所需的胆固醇，而且一段时间后鸡会出现出血和溶血的症状；几年后他推测饲料中缺少一种能维持机体正常凝血的未知维生素——"凝血维生素"，即维生素 K。1960 年埃及学者通过动物实验发现给予维生素 K 可以加快骨折恢复，但没引起大众重视。同样 1971 年日本学者发表了一篇有关维生素 $K_2$ 与妇女绝经后骨质疏松的论文，该论文传播不广泛，还是没有引起广泛注意。1974 年科学家在牛的凝血因子中发现了一种新的氨基酸称为 γ-羧基谷氨酸，并发现了其与凝血机制有关。后来科学家研究发现一些蛋白质凝血因子的羧基化需要有维生素 K 的参与才能有活性，这推动了对维生素 K 促进凝血功能的研究。直到 20 世纪 70 年代中期，外国学者发现维生素 K 缺乏可严重影响人体骨的发育，从而首次提出维生素 K 参与人体骨代谢的假说。现在这个假说已经获得证实并产生了重大影响。现在认为维生素 K 包括 $K_1$、$K_2$ 等几种形式，其中维生素 $K_2$ 的作用与 $K_1$ 有差异，前者是成骨维生素，后者主要用于凝血因子的合成。

## 二、维生素 K 作用的研究

维生素 K 包括脂溶性天然维生素 $K_1$ 和 $K_2$ 及水溶性人工维生素 $K_3$、$K_4$。人类常用的维生素是 $K_1$ 和 $K_2$，其中维生素 $K_1$ 广泛存在于蔬菜及植物油中，食物是维生素 $K_1$ 的重要来源；维生素 $K_2$ 主要由肠道细菌合成或存在于发酵食品中。

维生素 K 被人熟知的作用是促进血液凝固，通过促使肝脏合成凝血酶原、活化凝血酶原、促进纤维蛋白原转化、调节凝血因子Ⅶ、Ⅸ、Ⅹ合成共同抵抗病理性出血的症状。维生素 K 因显著有效、副作用少、价格低的优点，常用于凝血酶过低症、新生儿出血病、消化道出血等出血性疾病。

维生素 $K_1$ 除了经典的凝血功能，同时具有解痉作用。可用于支气管平滑肌痉挛，如支气管哮喘、剧烈咳嗽等治疗，腹痛患者（尤其胆道病）也经常用维生素 $K_1$ 解痉；维生素 $K_1$ 还可以用于食品和禽畜饲料的添加剂中。

日本是第一个将维生素 $K_2$ 作为食品、药品对外出售的国家。有日本学者发现日本东部地区人体内的维生素 $K_2$ 含量远高于西部地区，并且骨折发生率明显降低。经调查发现东部地区的人经常吃一种经发酵过的大豆——纳豆，而纳豆富含维生素 $K_2$。维生素 $K_2$ 有促凝血、改善动脉硬化的作用，还可调节骨代谢物质，也有研究提示其对肝癌和白血病等有作用。

人体大部分钙沉积于骨骼和牙齿中来保持骨骼硬度，只有小部分存在于肌肉、血管中。钙、磷和镁的平衡被认为是骨骼健康所必需的，此外还需要合适数量的蛋白质来构建骨骼的基本结构，这需要维生素 $K_2$ 来激活骨钙素和基质 Gla 蛋白。维生素 $K_2$ 和钙补充剂均对骨骼有有益的作用，另外维生素 $K_2$ 可预防和降低心脑血管疾病及骨质疏松等风险。

人体正常的血液凝固、血管健康以及健康骨骼的形成和维护都需要维生素 K。维生素 K 的来源一是食物，二是人体肠道内的益生菌，但是在体内储存的量非常有限，远远不能满足人体正常需求。大众居民受饮食习惯影响，绿色蔬菜喜烹饪处理后食用，但经烹饪后天然的维生素 $K_1$ 含量降低，经消化吸收进入体内后只有部分转化为维生素 $K_2$，所以其来源相当有限，加之滥用抗生素、疾病等影响都可能会造成维生素 $K_2$ 的缺失。幸运的是，维生素 $K_2$ 这种新兴的营养素已逐渐走进大众居民的生活，并被其所接受。时至今日维生素 $K_2$ 在维护骨骼健康和保护血管预防老年痴呆及治疗某些癌症方面显示出了巨大潜力。

### 三、缺乏维生素 $K_2$ 的原因及常见病症

维生素 $K_2$ 不能由机体自身合成，健康的饮食和肠道细菌能够提供部分维生素 $K_2$，但许多情况下不足以满足机体需要。维生素 $K_2$ 缺乏时人体可能出现如下症状：贫血、大便隐血、心脏病、软骨组织钙化、粉碎性骨折、血尿、尿液中发现过量的钙、骨质疏松、骨关节炎等问题。

1. 婴幼儿及青少年缺乏维生素 $K_2$ 的原因及常见病症

婴幼儿缺乏维生素 $K_2$ 可出现先天性疾病、多发性出血、代谢性疾病及影响骨骼生长发育等问题。如孕妇缺乏维生素 $K_2$，可能会导致婴儿出现先天性心脏病等多种先天性疾病；孕妇孕期使用抗惊厥药、抗凝血药、抗结核药、化疗药物等可加快体内维生素 $K_2$ 的降解氧化，阻断维生素 $K_2$ 的还原，维生素缺乏性出血可以发生在任何部位，早发性出血以头部血肿居多，典型新生儿出血以胃肠道出血居多，迟发性出血以颅内出血居多。新生儿肝脏发育不成熟，肝药酶系统不完善，转化为活性维生素 K 少，若婴儿还存在肝胆系统疾病和代谢性疾病（先天性胆道闭锁、胆管扩张、胆汁淤积、儿童肝炎、病毒感染等），则这些疾病会进一步造成肝细胞损害，凝血因子合成减少，加上分泌到肠道的胆汁减少或出现吸收障碍，引起维生素 K 缺乏。新生儿肠道菌群还没有建立，不能产生维生素 $K_2$ 或者胃肠道感染、腹泻（慢性腹泻）导致肠道菌群紊乱，肠道内的正常菌群减少，合成维生素 $K_2$ 的功能受阻。肠炎时肠道维生素 $K_2$ 吸收不良，大便排出增加，使维生素 $K_2$ 缺乏。

2. 青壮年人群缺乏维生素 $K_2$ 的原因及常见病症

以中国居民营养与健康状况调查的膳食摄入数据为基础，计算中国居民膳食维生素 K 参考摄入量，成人维生素 K 的适宜摄入量为 80 μg/d，国内部分民众仍存在维生素 K 亚临床缺乏。若较长时间使用 β-内酰胺类抗生素，如头孢类抗生素、磺胺类抗生素、氯霉素等抑制肠道正常菌群繁殖和

合成维生素 K 及抑制凝血因子的羧化，凝血因子活性降低，从而产生凝血因子活性低下性出血，再加之同时患肝脏疾病，此时维生素 $K_2$ 可严重缺乏，影响骨钙素羧化和钙在骨中的沉积，进而损伤骨骼健康。

3. 中老年人群缺乏维生素 $K_2$ 的原因及常见病症

中老年人体内维生素 $K_2$ 水平低下会增加中老年人群骨质疏松症、血管钙化和骨折的患病风险。中老年人的平均维生素 K 摄入量远低于《中国居民膳食营养素参考摄入量（2023 年版）》中维护骨骼及血管健康的维生素 K 摄入水平。中老年人体组织中维生素 $K_2$ 浓度的大幅下降是由于维生素 K 摄入不足和衰老导致的内源性 $K_2$ 转化率低，从而引起骨质疏松症、血管钙化等钙疾病。

4. 绝经妇女缺乏维生素 $K_2$ 的原因及常见病症

在绝经后的女性中，雌激素水平的突然下降会降低吸收钙的能力，而维生素 $K_2$ 的缺乏也会增加骨质疏松的风险。绝经后妇女血液中维生素 $K_2$ 含量低导致骨密度低和骨代谢紊乱。在日本进行的一项长期随访研究发现，补充维生素 $K_2$ 治疗绝经后患骨质疏松症的妇女被证明是有效且安全的。

# 第二节  维生素 $K_2$ 防治骨质疏松症的应用和效果

## 一、强健骨骼的搭档

长期以来，大家都知道钙与维生素 D 联合应用很重要，而维生素 $K_2$ 却被忽略了。各种钙补充剂提供了钙源，维生素 $D_3$ 使血钙浓度升高，但是在体内缺乏维生素 $K_2$ 时血钙却很难入骨。维生素 $K_2$ 是既可使钙在骨骼沉积，防止血钙过高导致血管钙化，又可防止钙在其他地方沉积的重要元素，所以维生素 $K_2$ 既有利于成骨，又有利于心血管健康（图 4-1）。

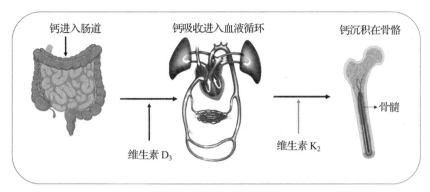

**图 4-1　维生素 $D_3$ 与 $K_2$ 协同促进钙沉积在骨骼**

钙从肠道吸收后，维生素 $D_3$ 可促进钙进入血液循环，使血钙浓度升高，维生素 $K_2$ 则指导钙在骨骼沉积。

维生素 $K_2$ 通过激活骨钙素促进骨骼健康、强健，通过激活 MGP 抑制钙沉积融合在软组织中。近年的临床观察发现，维生素 $K_2$ 可预防骨质流失，提高绝经后妇女的骨骼承受冲击时的强度，而且还减少患冠状动脉粥样硬化性心脏病的风险。维生素 $K_2$ 的生物学功能是帮助钙分布到身体的适当位置，包括骨骼和牙齿。维生素 $K_2$ 还有助于从动脉和软组织等钙本不该存在的部位清除钙。此外，如果服用维生素 D，则应该增加维生素 $K_2$ 的摄入量，因为维生素 D 的吸收会使身体产生更多的维生素 $K_2$ 依赖性蛋白质帮助钙的吸收，身体需要维生素 $K_2$ 来激活这些蛋白质。体内的钙如果不被激活就不能被有效地输送，动脉硬化和骨质疏松是钙不能很好沉积在骨上的表现。

总之，保持钙、维生素 D 和维生素 $K_2$ 的正确比例至关重要。如果这些矿物质的含量在体内不平衡，服用钙补充剂可能会增加心脏病和卒中的风险。每天需要 $80 \sim 180\ \mu g$ 的维生素 $K_2$ 来激活携带钙到身体正确部位的蛋白质。事实上，80% 的中国人在饮食中没有摄入足够的维生素 $K_2$，这与维生素 D 缺乏率相当。最近进行的大量研究发现，维生素 $K_2$ 缺乏与骨折之间可能存在很强的相关性。根据国外一项老年人的问卷可知，膳食中维生素 $K_2$ 的摄入量低会增加髋部骨折的风险。美国和挪威的研究实验验证了这一结论，低维生素 $K_2$ 水平与女性患者的髋部骨折发生率升高有很强的关联性。人体需要维生素 $K_2$ 来健康地使骨骼形成和保存。钙和维生素 D 是维持健康骨骼的常规成分，但维生素 $K_2$ 对维持骨骼健康更加重要。

## 二、维生素 $K_2$ 对骨质疏松的改善起着至关重要的作用

维生素 D 在预防和治疗骨质疏松症方面的关键作用已被明确,并长期作为该疾病的标准治疗方法之一。随着近年来科学研究的进展,维生素 $K_2$ 走进人们的视野并得到了充分的肯定。大量的临床和流行病学研究已经证明了维生素 $K_2$ 在骨和钙代谢中起着至关重要的作用。

为了维持机体的生理功能,人体内至少有 17 种蛋白质发挥功能时需要维生素 K 的参与,这些蛋白质因此被称为维生素 K 依赖性蛋白质,其中三种依赖维生素 K 的蛋白质是由成骨细胞产生的。保持骨骼健康,预防骨质疏松和骨折,钙的存在至关重要,但是必须同时有维生素 $K_2$。为了使骨与钙结合,维生素 $K_2$ 应先激活骨钙素发挥作用,活化的骨钙素能捕捉钙并引钙入骨。打开电灯开关,需要手指助力,而"手指"就是维生素 $K_2$,没有维生素 $K_2$,骨钙素则无法"打开"(激活),就不能将钙运送到需要的地方。维生素 $K_2$ 打开骨钙素开关,骨钙素将钙带到骨骼中(图4-2)。

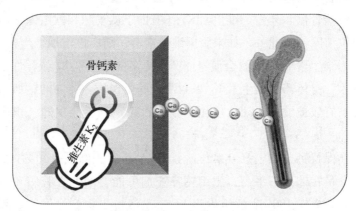

**图4-2 维生素 $K_2$ 打开骨钙素开关,将钙带到骨骼里**

### 三、维生素 $K_2$ 促进骨愈合和治疗骨质疏松症的研究及机制

#### 1. 维生素 $K_2$ 促进实验性骨折愈合的研究及机制

国外研究人员对维生素 $K_2$ 促进实验性骨折愈合的可能性进行了研究。结果显示，维生素 $K_2$ 降低了未接受糖皮质激素治疗的大鼠的骨转换，并刺激板层骨形成，在保持骨形成的同时增加了骨吸收，并防止了糖皮质激素处理的大鼠板层骨形成的减少。因此，无论有无糖皮质激素治疗，维生素 $K_2$ 均能有效促进大鼠股骨截骨模型的骨愈合。骨钙素主要生理功能是维持骨的正常矿化速率，维生素 $K_2$ 参与骨钙素中谷氨酸的羧基化，最终通过促进骨矿物质的沉积促进骨形成。

#### 2. 维生素 $K_2$ 治疗骨质疏松症的研究及机制

骨质疏松症是一种以骨强度降低，致使机体患骨折危险性增加为特征的骨骼疾病，以单位体积内骨组织量减少为特点，而骨强度实际反映骨密度和骨质量的统一。目前有多项临床研究探讨了维生素 $K_2$ 用于预防和治疗骨质疏松症及骨折的机制。在中老年脑瘫（cerebralpalsy，CP）患者因骨质疏松症突发骨折的临床试验中，研究者为确定维生素 $K_2$ 是否影响维生素 $K_2$ 缺乏的 CP 患者 BMD，将 16 例 56 岁以上的骨质疏松症患者，随机分为不同给药时间组，每日服用 45 $\mu g$ 维生素 $K_2$，服药 6 个月和 12 个月后检测 BMD。结果表明，维生素 $K_2$ 对维生素 $K_2$ 缺乏的 CP 骨质疏松症患者 BMD 有积极作用，提示维生素 $K_2$ 可以作为维生素 $K_2$ 缺乏的 CP 合并骨质疏松症患者的治疗方法。

在绝经后患骨质疏松症的妇女中，维生素 $K_2$ 可维持腰椎 BMD，增加骨钙素分泌和其谷氨酸残基的羧化。维生素 $K_2$ 可通过促进骨矿化、抑制骨吸收，调节骨代谢、提高骨质量和提高骨强度，对绝经后患骨质疏松症妇女骨折的预防和治疗起到积极作用。

关于维生素 $K_2$ 对 2 型糖尿病患者骨质量影响实验的研究表明，2 型糖尿病患者低血清胰岛素样生长因子、骨胶原交联和骨钙素浓度与骨折风险增加有相关性。维生素 $K_2$ 缺乏不利于骨钙素 $\gamma$-羧化，从而损害骨质量。在

另一项动物实验研究中，给予 2 型糖尿病大鼠模型维生素 $K_2$，可增加其血清骨钙素含量，改善胶原交联特征，增加骨强度。糖尿病患者体内分泌的胰岛素绝对或相对缺乏，使成骨作用减弱，抑制了成骨细胞合成骨钙素，从而引起骨质疏松。维生素 $K_2$ 能促进骨钙素 $\gamma$-羧化和诱导成骨细胞生产和分泌，对改善糖尿病性骨质疏松具有积极的辅助调理作用。

# 第三节　维生素 $K_2$ 的其他有益作用

## 一、改善心血管疾病

心血管疾病主要是循环系统疾病，包括冠状动脉粥样性心脏病、高血压病、动脉钙化等心血管疾病。研究指出骨质疏松性骨折与心血管（心衰、动脉钙化等）疾病之间均存在相关性。

血管钙化是老年人的常见病，糖尿病、高血压等疾病都会导致血管钙化。血管钙化水平与疾病的严重程度密切相关，血管钙化水平随着年龄的增长而逐渐严重。羟基磷灰石是一种由钙组成的化合物，主要存在于人类的骨骼和牙齿中，当动脉发生钙化时，钙将以磷酸钙的形式附着于血管壁上，沉积的磷酸钙会降低主动脉和小动脉的弹性，从而改变心血管系统的血流动力学，导致高血压、心力衰竭等严重的心血管疾病。钙沉积在错误位置，可能会导致该部位发生急性炎症及钙代谢紊乱的问题，甚至造成所在部位组织器官的钙化和功能衰退。

许多研究表明，钙沉积位置错误与骨钙素、MGP、维生素 K 依赖性蛋白 6（growth arrest-specific protein 6，GAS6）和骨钙蛋白的活化不足直接相关。如果身体缺乏维生素 $K_2$，钙就不能正常地从血液运输到骨骼沉积，导致钙在血液中大量积聚。当血液中的钙过多时，动脉血管会发生钙化，当骨骼中的钙不足时，会发生骨质疏松。最有效的动脉钙化抑制剂是维生素 K 依赖性 MGP。

维生素 $K_2$ 将额外的钙从动脉转移到骨骼和牙齿，有助于预防动脉粥样硬化，并保持血管的健康（图 4-3）。当人体内有足够的维生素 $K_2$ 时，MGP 可以阻止钙在动脉血管中积聚，从而恢复血管舒张和收缩能力，有利于保持心血管健康，防止动脉粥样硬化。

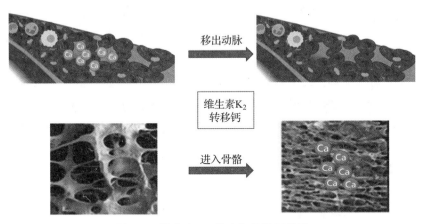

移出动脉

维生素$K_2$
转移钙

进入骨骼

**图 4-3　维生素 $K_2$ 将血钙运送至骨骼**

维生素 $K_2$ 可将钙从动脉转移到骨骼或牙齿，维持骨骼和血管健康。

有研究将 18 只载脂蛋白-E（Apolipoprotein-E，ApoE）小鼠（动脉粥样硬化小鼠模型）随机分为模型组、维生素 $K_2$ 治疗组和对照组。模型组和维生素 $K_2$ 治疗组给予高脂饲料喂养，对照组给予普通饲料喂养。维生素 $K_2$ 治疗组小鼠灌胃维生素 $K_2$ [40 mg/（kg·d）]，持续 12 周。结果发现高脂饮食诱导 ApoE 小鼠出现典型的动脉粥样硬化伴内膜钙化，而维生素 $K_2$ 治疗组动脉粥样硬化和钙沉积不严重，说明维生素 $K_2$ 可抑制高脂饮食诱导的 ApoE 小鼠主动脉内膜钙化的作用。在一项纳入 244 名健康绝经后女性的 3 年调研中，维生素 $K_2$ 对人类心脏健康产生了显著积极影响。通过给药组 [服用维生素 $K_2$（MK-7） 180 μg/d] 与对照组（服用安慰剂）对比发现，给药组心血管硬化指数明显下降，而对照组则出现小幅上升，提示维生素 $K_2$（MK-7）可增加血管弹性，并降低与年龄相关的动脉壁僵硬度。

## 二、抗炎

细胞焦亡是脑损伤后最常见的炎症细胞死亡形式，也是创伤性脑损伤导致的严重神经炎症反应，甚至可导致神经细胞死亡。维生素 $K_2$ 是一种抗炎、抗氧化剂，可以穿过血脑屏障，防止受损细胞的炎症反应和反应性应激，从而防止细胞焦亡。

有研究将雄性SD大鼠创伤性脑损伤（traumatic brain injury，TBI）造模后随机分组：假手术组，TBI组，TBI+维生素$K_2$（VK2）组。造模后0.5 h，TBI+维生素$K_2$组腹腔注射维生素$K_2$（400 mg/kg），术后24 h对脑创伤处进行相应的指标分析。实验数据表明给予维生素$K_2$能够缓解TBI大鼠的神经功能障碍，减少自发活动和焦虑程度；能明显降低TBI大鼠的脑损伤体积，缓解TBI大鼠的脑水肿，减少炎症因子的表达。维生素$K_2$能够通过降低脑损伤后的神经炎症反应抑制细胞焦亡，对TBI大鼠起到神经保护作用。因此，维生素$K_2$对脑损伤有一定的缓解和保护作用。

## 三、抗癌

肝癌是一种发病率和复发率双高的恶性肿瘤，慢性肝病患者定期肝脏指标检查就是防范肝病发展为肝硬化或肝脏恶性肿瘤的措施之一。除病毒侵袭外，肝癌还与致癌物质和机体免疫功能有关，如食物中的黄曲霉素、亚硝酸盐等致癌因子，当机体免疫功能弱时，更容易发生癌变。一项不同浓度的维生素$K_2$处理人肝癌SMMC-7721细胞的研究显示维生素$K_2$可通过下调Wnt/β-catenin信号，诱导人肝癌细胞凋亡，抑制肝癌细胞增殖及侵袭能力。另一项用不同浓度的维生素$K_2$处理人肝癌细胞株的研究得出维生素$K_2$可能通过下调PDGFR-α的转录抑制肝癌细胞的增殖。虽然文献中维生素$K_2$抗肝癌机制多种多样，但都统一明确地表示维生素$K_2$对肝癌细胞有抑制生长和促凋亡作用，且呈现出一定的浓度和时间依赖性。在50例肝癌患者中，26名患者服用维生素$K_2$（45 μg/d），24名患者服用安慰剂（不含维生素$K_2$），最长随访时间36个月，结果发现维生素$K_2$组患者1、2、3年无瘤生存率均高于未服用维生素$K_2$患者，术后2~3年复发率有所降低，表明维生素$K_2$可抑制肝癌细胞，降低肝癌根治术后肿瘤复发率。

乳腺癌是发生在乳腺的一种恶性肿瘤，男女均有患病的可能，但多发于50岁以上的女性。随着治疗方法的不断改进，乳腺癌死亡率不断降低。由于目前还没有针对三阴性乳腺癌的特异性治疗方法，因此继续寻找新的治疗方案至关重要。研究人员利用维生素$K_2$处理乳腺癌细胞株，检测细胞毒性和细胞死亡表型，来探究维生素 $K_2$ 对乳腺癌细胞系的影响。用维生素 $K_2$ 诱导的 HL-60 细胞凋亡作为对照，维生素 $K_2$ 处理三阴性乳腺癌细胞株 MDA-MB-231 和 MDA-MB-468 具有明显的细胞毒作用，实验还指出自噬体/自噬溶酶体和维生素 $K_2$ 产生的活性氧（reactive oxygen species，ROS）均会影响两种类型乳腺癌细胞株的凋亡，这说明了维生素 $K_2$ 用于乳腺癌治疗的可能性。

# 第四节　维生素 $K_2$ 的日需要量及补充维生素 $K_2$ 的安全注意事项

## 一、维生素 $K_2$ 的日需要量

维生素 $K_2$ 的补充剂量与效果之间并不呈正相关。维生素 $K_2$ 的十种亚型中，MK-4 和 MK-7 是两种用作补充剂的主要亚型，但 MK-4 的半衰期短且使用剂量大，而 MK-7 半衰期长且使用剂量小。在验证 MK-7 预防骨质疏松最佳剂量的研究中发现，180 μg/d 的 MK-7 对于预防骨质疏松的效果较好。根据目前的临床应用经验及研究数据，MK-4 的应用剂量一般为 45 mg/d；达到抑制破骨细胞的高活性，促进骨形成的 MK-7 的较低使用剂量为 50 ~ 90 μg/d。近期的一项随机对照试验指出，MK-7 补充剂量为 50 μg/d 时对骨质无明显影响，而 90 μg/d 对减少绝经后妇女的骨质流失有显著作用，提示 90 μg/d 可能是有效减少绝经后妇女骨损失的阈值剂量。为了改善绝经后妇女的骨骼健康，研究者建议持续补充 90 μg/d 或更多的 MK-7 用量。成年人每日维生素 $K_2$ 摄取量宜为 70 ~ 140 μg。综合考虑，我国儿童青少年维生素 $K_2$ 的补充剂量可以为 45 μg/d；成年人、中老年人维生素 $K_2$ 的补充剂量可以为 90 μg/d，同时可根据医生和营养师的建议增减补充剂量。

## 二、维生素 $K_2$ 的安全性

《中国居民膳食营养素参考摄入量（2023 年版）》中维生素 K 的推荐营养素摄入量为 80 μg/d，未表明最大摄入限量的具体剂量，说明维生素 $K_2$ 的安全性良好。另有大鼠维生素 $K_2$ 急性毒性实验，以 2 g/kg 的剂量单次灌胃后大鼠未出现中毒的症状；国外临床试验表明，与对照组比，不论是连续服用 3 年 180 μg/d 还是 1 080 μg 高剂量（每周 3 次，共 8 周）的维生素 $K_2$ 均未出现不良反应。WHO 和国内外研究机构汇总了维生素 $K_2$ 相关的临床和非临床调研得出结论：维生素 $K_2$ 在建议水平下服用，没有对公众或个人健康造成任何重大的不良影响。同时多个发达国家没有确立维生素 $K_2$ 的最大摄入限量的具体剂量，佐证了维生素 $K_2$ 是安全的。

## 三、维生素 $K_2$ 服用的注意事项

（1）特殊人群，如孕妇、哺乳期妇女、血栓患者应避免服用，早产的婴儿注意补充维生素 $K_2$。

（2）服用维生素 $K_2$ 应避免接触 X 射线等辐射，会影响药物的效果。

（3）维生素 $K_2$ 不宜与抗凝剂（如香豆素类抗凝剂）同时服用，否则将产生相反效果。华法林用于减缓凝血，维生素 $K_2$ 可能会降低华法林的有效性，而华法林在体内有拮抗维生素 $K_2$ 的作用。

（4）使用抗生素后，可造成肠内细菌数量减少或功能降低，不利于维生素 $K_2$ 吸收。

（5）维生素 $K_2$ 过量的主要症状是胃肠不适，包括恶心、腹泻等，这是身体在尝试排出多余的维生素 $K_2$。大多数症状都不是很严重，停止服用后就会恢复正常。

（6）服用维生素 $K_2$ 后如有皮肤泛红、发红疹、瘙痒等过敏症状，应立即停用，并立刻就医。

（刘可可　秦正红）

# 第五章　三大营养物质代谢对骨质疏松的影响

## 第一节　糖代谢与骨质疏松

继肝脏组织、骨骼肌和脂肪之后，骨骼是消耗葡萄糖的第四大组织。葡萄糖是骨骼发育的主要能量来源，因此在骨骼稳态中起着至关重要的作用。经葡萄糖转运蛋白（glucose transporter，Glut）转运到细胞后，葡萄糖通过糖酵解在细胞质中代谢，以获得两个丙酮酸分子，两个三磷酸腺苷（adenosine triphosphate，ATP）和两个还原型烟酰胺腺嘌呤二核苷酸（nicotinamide adenine dinucleotide，NADH）形式的还原当量。此外，糖酵解途径产生几种中间体，这些中间体对多种代谢途径至关重要，并支持机体的生理功能。丙酮酸是糖酵解的副产物，通过三羧酸（tricarboxylic acid，TCA）循环，有氧条件下在线粒体中转化为乙酰辅酶A，在厌氧条件下转化为乳酸。

糖酵解是成骨细胞主要的代谢过程，负责提供成骨细胞发育所需的大量ATP。矮小相关转录因子2（runt-related transcription factor 2，Runx2）在没有葡萄糖的情况下无法刺激成骨细胞发育。成骨细胞会通过改变葡萄糖代谢方式来适应其在分化过程中对能量的需求；在成熟的成骨细胞中，有氧糖酵解是其主要的能量获取方式。除了成骨细胞，终末分化的骨细胞生物学功能也受糖代谢调控。骨细胞是骨组织的主要细胞，其可分泌骨钙素和RANKL，分别在骨形成和骨吸收中起至关重要的作用。一项研究表明，在机械刺激条件下，骨细胞可分泌促进成骨细胞活化的柠檬酸盐，而高葡萄糖环境会破坏骨细胞的这种功能。最新研究指出，抑制骨细胞系中的 *Glut1* 基因可减少骨细胞对葡萄糖的摄取，从而降低骨细胞骨钙素和 RANKL 的分泌量。破骨细胞是体内负责吸收骨基质的细胞，也是维持骨稳态的主要细胞类型。糖酵解途径对破骨细胞的分化也很重要，在 RANKL 刺激巨噬细胞向破骨前体细胞分化的过程中，糖酵解明显增加。葡萄糖的代谢可能会加速并转向线粒体氧化，这可能会促进 ATP 的产生，从而促进破骨细胞分化，增强糖酵解，进一步促进骨的吸收，而敲除破骨前体细胞 *Glut1* 基因可减弱糖酵解，导致破骨形成障碍。总之，葡萄糖能被成骨细胞和破骨细胞很好地利用，以增强它们的分化和功能活性，因此靶向糖酵解途径改善骨质疏松症的治疗还应全面综合考虑细胞机制。糖尿病常常伴随如骨密度降低、容易骨折以及骨折后修复迟缓等复杂的骨骼疾病。糖尿病不仅引起成骨细胞异常以及骨形成缺陷，还可改变骨吸收。由此可见，糖代谢紊乱会对骨骼产生显著的不利影响。

几种骨源性因子在糖代谢紊乱（如肥胖、2 型糖尿病等）中可能会发生改变（表 5-1）。高血糖本身对骨髓间充质细胞向脂肪细胞的分化有毒性作用。高糖水平刺激了非标准的 Wnt/蛋白激酶 C 途径，并上调了过氧化物酶体增殖物激活受体 γ（peroxisome proliferators-activated receptors γ，PPARγ），导致脂肪生成增加和骨量丢失。高血糖还可能通过非酶途径起作用，诱导晚期糖基化终末产物的形成。糖基化终末产物对骨骼有不利影响，如影响细胞外基质和血管。此外，体外实验数据显示，高糖水平和糖基化终末产物增加了骨细胞中硬化素的表达，硬化素是骨形成的一种负向调节因子。临床研究证实了临床前的观察结果，表明糖尿病早期患者的硬化素水平高于对照组，并与胰岛素抵抗有关，也确实可观察到糖尿病患者骨折风险增加。此外，大量的糖类食物在体内代谢需要消耗多种维生素和矿物质，因此摄入太多的糖可能会造成维生素缺乏和钙缺乏等营养问题，从而可能导致骨质疏松。

表5-1　在糖代谢紊乱中发生改变的骨源性因子

| 骨源性因子 | 肥胖 | 2型糖尿病 |
|---|---|---|
| 骨钙素 | ↓ | ↓ |
| 骨保护素 | = | ↑ |
| 硬化蛋白 | ↑ | ↑或= |
| 脂钙蛋白 | = | ↓ |
| 骨膜素 | ↑ | ↑ |
| 骨形态形成蛋白 | ↓ | ↓ |

注：↑表示升高，↓表示降低，=表示无改变。

# 第二节　脂代谢与骨质疏松

迄今为止，大多数研究都集中在骨细胞利用葡萄糖的影响上。然而，脂肪酸的氧化导致更高的能量产生，最近研究人员开始探索脂代谢在骨骼稳态中的作用。脂质包括胆固醇、脂肪酸、磷脂和甘油三酯（triglyceride，TG）等。最近的研究表明，脂肪组织，尤其是内脏脂肪，会产生几种对骨骼代谢有不同影响的脂肪因子。在人体研究中，脂联素、内脂素和网膜蛋白-1对骨骼有不利影响，而瘦素对骨骼产生有利影响。骨髓中脂生成增加对骨骼健康产生非常不利的影响。对患有2型糖尿病且超重的绝经后女性的研究表明，骨髓脂肪组织与BMD呈负相关。目前多数研究认为胆固醇增高可以导致骨质疏松的发生和发展，绝经前后的女性胆固醇水平增高，骨密度降低，提示胆固醇增高容易导致骨质疏松。脂联素作为近年来发现的一种内源性生物活性多肽类物质，除观察到对糖脂代谢、血管内皮及平滑肌功能、肿瘤坏死因子等方面有作用外，在骨代谢中亦发挥重要作用，可直接或间接地影响骨吸收和骨形成这两大骨代谢过程。脂联素在骨组织中的生理作用的实质是对成骨和破骨两方面综合影响的结果。

## 一、低密度脂蛋白与骨质疏松

低密度脂蛋白对骨骼的影响还存在一定的争议。但多数的研究表明，低密度脂蛋白水平增高与股骨和腰椎的骨密度水平相对较低相关联，提示低密度脂蛋白水平增高或许是绝经后女性非脊柱易碎性骨折的一个危险因素。虽然低密度脂蛋白水平对骨质疏松的影响存在争议，但结合低密度脂蛋白含量增高同时是患心脑血管疾病、高血压、糖尿病等疾病的重要危险因素，建议将低密度脂蛋白控制在相对较低的正常水平。

## 二、甘油三酯与骨质疏松

关于甘油三酯与骨质疏松之间的关系存在很大的争议。英国有研究认为甘油三酯增高能够增加腰部和髋部骨密度。韩国的研究人员发现，甘油三酯的增高会加重骨量丢失，导致髋部和股骨颈的骨密度下降。而绝经前后的女性甘油三酯水平与骨密度变化没有明显相关性。其他的一些研究也同样存在着不同程度的争议，因此，甘油三酯与骨质疏松之间的关系暂不做进一步的解读。甘油三酯与骨质疏松之间的关系，还需要新的研究数据。

## 三、高密度脂蛋白与骨质疏松

多数的研究表明高密度脂蛋白水平与骨密度值呈正相关。也就是说，高密度脂蛋白水平越高，骨质疏松发生率就越低。高密度脂蛋白对骨骼代谢具有促进作用，尤其有利于成骨细胞的生成，延缓骨质疏松的发展进程，改善骨密度，降低骨质疏松发生率。国外大量流行病学研究显示，脂质代谢紊乱尤其是高脂血症，可能对骨骼状态产生负面影响，具体表现在同一个体中，常常有骨质疏松与脂质代谢紊乱共同存在，称为共病。目前，中国人群中有关这一共病现象的研究数量尚为有限。其中一项大型社区横向研究显示，中国人群血清胆固醇、甘油三酯和低密度脂蛋白水平，以及低密度脂蛋白与高密度脂蛋白比值与全身骨矿物质含量间存在显著负相关关系。

### 四、血脂异常与骨质疏松

血脂升高会导致骨髓内脂肪堆积，而骨髓脂肪堆积可以使骨髓腔扩大，皮质包膜变薄，从而导致骨质变脆弱。这些因素都会导致骨质疏松的发生。

1. 血脂异常导致动脉硬化继而引发骨质疏松

动脉硬化不只发生在大动脉上，小动脉也会出现硬化改变，导致血流减少。骨骼也是需要血液来营养的，如果出现动脉硬化，营养减少，就会导致骨骼代谢出现问题，引发骨质疏松。

2. 炎症反应

血脂异常的患者通常会伴有一定程度的肥胖，特别是腹型肥胖。腹型肥胖是导致骨质疏松的重要因素，这是因为腹型肥胖的患者会引发炎症反应，导致代谢紊乱，抑制成骨细胞的分化和骨的形成，导致骨量生成不足，而破骨细胞正常工作，就会导致骨量丢失，引发骨质疏松。

3. 影响成骨细胞生成

随着血脂的升高，骨髓中的干细胞会向脂肪细胞分化，而不是向成骨细胞转变，这也是导致骨质疏松的一部分原因。脂肪的存在会增加脂肪细胞的增殖分化和脂肪的累积，同时抑制成骨细胞的分化和骨形成，造成骨质疏松。

### 五、补钙与血脂健康

有研究表明，高胆固醇血症是冠状动脉粥样硬化性心脏病发病和死亡的主要危险因素，并且血清胆固醇水平是冠状动脉粥样硬化性心脏病发病的主要预测因素。因此，控制和降低血浆胆固醇水平对预防心血管疾病，特别是冠状动脉粥样硬化性心脏病的发生具有重大意义。不同研究表明，膳食成分对血浆胆固醇浓度有一定作用，钙作为人体必需的营养素也被发现具有降低实验动物和人体血浆胆固醇浓度的作用。每天为高胆固醇血症者补充1 000mg钙剂（碳酸钙）有利于改善其血脂状况，特别是有利于降低血浆中胆固醇水平。

# 第三节　蛋白质代谢与骨质疏松

蛋白质是组成细胞、组织、器官的重要成分，参与体内各种重要的生理活动与生长发育，没有蛋白质就没有生命。蛋白质不能直接被机体吸收，需要分解成氨基酸、多肽等小分子物质才能发挥其作用。蛋白质代谢紊乱是蛋白质的消化、吸收、排泄出现的病理性、供需不平衡的状态。蛋白质代谢紊乱不仅是代谢障碍性疾病的严重并发症，而且还是危害人体健康及生命安全的主要危险因素。蛋白质代谢过低或过高都可引发骨健康问题。蛋白质代谢过低时会影响蛋白质代谢中的脱氨基作用，蛋白质代谢能力差，大量有毒、有害物质不能及时排出体外，残留在各个组织细胞中并影响正常细胞的生理活动，引发中毒、酸碱度失衡、营养缺乏、尿酸蓄积、诱发痛风等。而蛋白质代谢过高时，其分解增加，导致生成骨相关的活性物质减少、功能减弱，进而引发骨健康问题。肌少症和骨质疏松常属于共存疾病，多发于蛋白质代谢过高和老年患者。该病可能带来多种并发症，导致患者丧失行动力，进而引起致残致死的严重不良后果。雌激素具有抗蛋白分解和促钙消化吸收的作用，当蛋白质代谢过高时，雌激素水平下降，不能减缓骨骼肌蛋白的分解速率，且人体钙的消化吸收率下降，不利于骨健康。蛋白质代谢过高还会引起胰岛素、生长激素、氨基酸及骨胶原减少，而这些因素都会影响骨骼健康，增加骨质疏松发生风险。蛋白质代谢作用亦可通过直接或间接的方式促进骨骼肌肌蛋白的合成，更好地保护骨骼，利于成骨细胞的形成、抑制破骨细胞分化。综上，蛋白质的合成和分解均可影响骨骼健康。

蛋白质是构成骨骼的"钢筋"，骨骼中22%的成分都是蛋白质，主要是胶原蛋白。有了蛋白质，人的骨骼才能像混凝土一样，硬而不脆，充满韧性，经得起外力的冲击。当蛋白质丢失，钙也会随之丢失。如果长期蛋白质摄入不足，不仅新骨形成缓慢，还容易导致骨质疏松。有研究发现，不爱吃肉、豆制品，饮食中长期缺少蛋白质的人，容易发生骨折。在治疗骨质疏松症时，饮食上应增加蛋白质的摄入，高蛋白质饮食是治疗骨质疏松症的最好辅助手段，骨内蛋白质增加，那么钙质也就相应地增加。因此治疗骨质疏松症时，除了补钙还应有足够的蛋白质摄入，牛肉、鸡肉和深海鱼类是较好的动物蛋白，大豆和部分坚果是较好的植物蛋白，二者结合做成的食物可推荐给骨质疏松症患者食用。

（张浪　张顶梅）

# 第六章　骨质疏松与骨骼肌衰老的关系

## 第一节　骨骼肌衰老的表现

人体有 600 多块肌肉，广泛分布于我们头、颈、躯干、四肢。骨骼肌是主要的运动结构，它连接骨头、支撑人体，对保持姿势起着重要作用，任何身体活动都离不开它们。骨骼肌附着在骨头外，就像一个保护层，如果骨骼肌流失，保护层变薄，骨折和骨质疏松的概率就会增加。我们日常的各种动作，大多是靠骨骼肌和骨骼相互配合来完成的。随年龄增长，细胞萎缩、运动神经元丢失、激素分泌减少，肌肉便开始衰退，骨骼肌含量会逐渐减少。随着肌肉的不断流失，为弥补其下肢肌肉力量和活动能力的下降，老人通常会采取更加谨慎的、缓慢的踱步行走，我们还会发现他们的步幅变短、行走不连续、脚也开始不能抬到一个合适的高度，此时，引发跌倒、骨折的危险性增加。骨质减少会发展为骨质疏松症，而肌肉流失到一定程度，就会发展成肌少症。骨质疏松症和肌少症有许多共同的危险因素，可直接或间接导致日常生活活动受限，使老年人跌倒、骨折和残疾的风险更高。了解肌肉与骨骼的生理相互作用，有助于更好地制定预防策略，减少肌肉骨骼疾病导致的老年人残疾等情况发生。

骨骼肌肌量在 30 岁左右达到峰值，从 40 岁左右起，人体的骨骼肌会开始衰老，数量和质量每年减少约 8%，55 ~ 60 岁时会出现较明显的肌肉流失和肌力下降，到了 70 岁以上减少速度还会加快，在 75 ~ 80 岁时肌量下降到体重的 25%，再加上缺少运动、营养缺失等原因，骨骼肌含量流失会更严重。骨骼肌减少到一定程度就会影响健康，因此，肌少症可以导致与年龄相关的运动（包括走路、爬楼梯、搬运物品等）障碍。

　　骨骼肌衰老的宏观表现主要有活动能力下降、代谢受损、弹性下降等。骨骼肌的主要功能是运动，骨骼肌的衰老首先损害的是人体的活动能力，这种活动能力不仅是指体育锻炼，还包括日常活动能力。腿部肌肉比上肢肌肉减少得更快，因此常说"人老先老腿"。骨骼肌还是一种强大的新陈代谢组织，可以储存、利用和提供大量的能量。骨骼肌是胰岛素介导的利用葡萄糖的主要部位，当肌少症发生后，葡萄糖的利用会发生问题，导致胰岛素抵抗，胰岛素抵抗后会引起一系列的糖代谢紊乱事件。因此肌少症会增加代谢性疾病、心血管疾病的发生风险。骨骼肌还是人体蛋白质的主要存在形式，也是人体遭受外界冲击时的承重部位。老年人身体弹性下降是指老年人抵抗压力或应激的能力下降，如在感染、手术或跌倒等过程中恢复的能力降低。肌少症是导致与年龄相关的弹性下降的原因之一，所以以肌肉为靶点的干预措施有可能提高老年人被外界冲击之后的适应能力。

　　骨骼肌衰老的微观表现主要是骨骼肌细胞的死亡、肌纤维减少或萎缩。多个肌原纤维组成肌纤维，多个肌纤维构成肌束，多个肌束由结缔组织构成的肌外膜包裹，共同构成骨骼肌。骨骼肌衰老后，出现了肌纤维数量减少和肌纤维萎缩（图6-1）。从20岁到80岁，人体股外侧肌肉的横截面积减少了约40%。而且，脂肪和纤维组织取代了肌肉纤维。这说明，不仅肌肉的数量减少了，而且肌肉的质量变差了。肌肉细胞死亡以多种形式发生，如凋亡、坏死和自噬。在再生条件下，细胞死亡、清除和再生受到精准调控，而这些过程的调节异常可导致肌营养不良和肌肉流失。骨骼肌坏死可在各种非病原性条件下发生，如营养不良和局部血液循环障碍等。具体而言，急性或生理性损伤会激活细胞凋亡，而细胞凋亡受几种关键分子（如抗凋亡蛋白 Bcl2，Caspase3 和死亡受体 Fas 等）调节。该过程伴有炎症细胞，特别是巨噬细胞的浸润。骨骼肌的生长和再生依赖于从中胚层形成的成体干细胞——卫星细胞（satellite cells，SCs）。静息的卫星细胞位于肌纤维的基底层和质膜之间，负责骨骼肌的生长、修复和维持，可保持自我更新和高再生潜能。当机体受到外部刺激或肌肉损伤后，静息的卫星细胞可被激活，进入细胞周期，增殖和分化，形成新的肌管，进而参与肌肉修复。通过运动等给肌肉施加负荷，肌卫星细胞也会增殖。不过，随着年龄增长，肌卫星细胞的数量会减少，对激活反应延迟，残存的肌卫星细胞的增殖能力也会衰退。肌肉量减少也是由这一原因导致的。

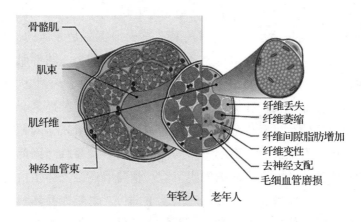

图6-1　正常骨骼肌的组成及骨骼肌衰老的表现

骨骼肌衰老的表现主要有肌纤维数量减少、纤维萎缩、纤维间隙被脂肪细胞填充、纤维变性、毛细血管磨损等。

蛋白质合成速率和分解速率之间的长期不平衡可能也是与年龄相关的肌肉组织损失的主要因素。肌肉蛋白失衡是由营养、激素、局部、全身和环境因素引起的。老年厌食症患者减少总氨基酸和必需氨基酸的摄入从而导致肌肉营养不良。此外，随着年龄的增长，合成代谢激素的含量减少，不能支持足够的蛋白质合成，而内分泌和炎症因子的表达增加通常会维持蛋白质的分解。泛素-蛋白酶体途径是骨骼肌细胞中蛋白质降解最重要的机制。该系统包括一系列酶促步骤，其中目标蛋白质被酶系统靶向，酶系统将蛋白质与多肽泛素结合。泛素化的蛋白质随后被转移到蛋白酶体复合体并被降解成短肽，最终作为游离的细胞内氨基酸被循环利用。

目前还没有以肌少症为适应证的药物，比较肯定的有效果的方式是营养和运动。最近发表的一项研究指出一种叫作15-PGDH的蛋白质是肌肉功能的主要调节者，人为阻断这种蛋白质的活性后，年老小鼠的肌肉力量和耐力均获得了显著的改善，表明这种蛋白质可能在肌肉衰老的过程中起重要作用。骨骼肌的衰老不同于其他器官，并不容易被发现。因此，肌少症也被称为"沉默的杀手"。了解骨骼肌对人体的益处及骨骼肌衰老后的危害，可让广大老年朋友像关注血糖、血压、血脂一样关注自己的骨骼肌的数量和质量。

# 第二节　骨骼肌衰老与骨质疏松的关系

## 一、肌肉与骨骼的相互作用

在大脑的支配下，肌肉会产生收缩，牵拉其所附着的骨，人体就产生了运动。肌肉是骨与骨连接的纽带，与骨的生长和发育密切相关。肌肉和骨骼同时受人体内部神经内分泌和外部力的影响，肌肉和骨骼之间也相互影响。一方面，肌肉收缩产生的机械力影响骨骼生长、骨骼形状和骨密度，骨细胞将力学刺激转换为生化信号调节成骨细胞，使骨密度增加，因此维护肌肉健康不仅能增加肌肉量，而且还能提高骨密度。另一方面，肌肉分泌的相关因子，如肌生成蛋白抑制素、白介素（interleukin，IL）-6、7、15及胰岛素样生长因子-1（insulin-like growth factors，IGF-1）、成纤维细胞生长因子（fibroblast growth factor，FGF）-2、鸢尾素等，通过平衡骨形成和骨吸收来参与骨骼的调控，对骨骼的生长、发育、发展有一定的影响（表6-1）。骨骼系统也具有调节肌肉的作用，骨分泌因子如 FGF23、骨钙素、前列腺素 $E_2$（prostaglandin $E_2$，$PGE_2$）、Wnt-3a、骨硬化蛋白、肿瘤生长因子β（transforming growth factor-β，TGF-β）等，也可以通过改变肌细胞分化、增殖等方式调节肌肉发育、肌量与肌力（表6-2）。因此，肌肉和骨骼是有着紧密联系的。经常锻炼的人，肌肉量多，力量大，骨密度也高。这主要是由于肌肉收缩对骨骼产生应力刺激，骨骼所承受的力学刺激对骨密度有重要影响。

表 6-1　肌肉作用于骨骼的细胞因子

| 肌源细胞因子 | 对骨的作用 | |
| --- | --- | --- |
| | 骨形成 | 骨吸收 |
| 肌生成蛋白抑制素 | 抑制骨形成 | 促进破骨生成 |
| IL-6 | 促进成骨细胞分化 | 增加破骨生成 |
| IL-7 | 抑制骨形成 | 上调 RANKL 表达 |
| IGF-1 | 刺激骨形成 | 暂不明确 |
| FGF-2 | 刺激骨形成 | 暂不明确 |
| 鸢尾素 | 促进破骨细胞分化 | 增加骨吸收 |

表 6-2　骨骼作用于肌肉的细胞因子

| 骨源细胞因子 | 对肌肉的作用 |
| --- | --- |
| FGF23 | 改变成肌细胞分化 |
| 骨钙素 | 增加胰岛素敏感性、能量代谢和蛋白质合成 |
| $PGE_2$ | 促进成肌细胞增殖与分化 |
| Wnt-3a | 提高成肌细胞分化 |
| 骨硬化蛋白 | 改变成肌细胞分化 |
| TGF-β | 增加氧化应激、减少肌肉形成 |

## 二、肌肉衰老与骨质疏松

　　骨骼和肌肉共同受机体多种因素的调节。体内的一些激素（如生长激素、胰岛素、性激素、维生素 D、肌生成蛋白抑制素、糖皮质激素等）、细胞因子，均和骨骼及肌肉的合成与分解代谢密切相关。随着年龄增长，活动减少，这些激素和细胞因子水平下降，导致骨骼和肌肉的合成代谢减弱，分解增加，如男性睾酮水平随年龄增加而下降，和肌力下降成正比。

　　肌肉和骨骼的老化是自然的变化，衰老伴随着肌肉骨骼系统的变化，包括瘦体质量（指身体中除去脂肪组织以外的肌肉、骨骼和其他非脂肪组织的总重量）和骨骼的减少，以及脂肪量的增加。肌量在生长发育过程中与骨量密切相关，两者均在 25 ~ 30 岁达到高峰，肌肉生长略快于骨骼。到了老年期，肌量和骨量均出现下降，老年期肌量和骨量呈密切正相关。衰老（特别是 70 岁以后）、活动减少和营养不良所导致的神经元减少，也直接影响老年人肌肉和骨骼的功能。因此，无论是肌肉还是骨骼，对其提前"储蓄"都是非常重要的。年轻时要注意养成良好的生活习惯，尽量将自己的骨骼和肌肉量都提升至最大限度，这样，即使随着衰老骨骼和肌肉减少，也不至于达到发病的程度。老年人的肌肉收缩功能下降，不仅由于肌纤维本身的衰老，而且还有神经、血管和内分泌等衰老所引起的肌肉活动降低。随着年龄增加，肌肉骨骼系统的强度（包括张力、压力、扭转与弯曲等）也逐年下降，其中最明显的是软骨的强度减弱，然后依次为肌肉、骨和肌腱。而且骨形成速度与骨吸收率之间的平衡也逐渐失调。到 40 岁后骨形成减少，而骨吸收增加，导致骨质逐年减少。例如，位于长骨和扁骨骨内膜面的骨质缓慢吸收，骨小梁减少；长骨骨外膜面有少量新骨生成，使骨外表面显得较粗糙，而骨皮质变薄且疏松。肌肉和骨质的减少最终导致骨折风险的增加。

此外，随着年龄的增长，肌肉纤维占据的区域被脂肪和结缔组织取代，脂质沉积在肌纤维中，研究表明骨骼肌脂肪含量与胫骨和股骨小梁及皮质水平的骨强度呈负相关，因此高骨骼肌脂肪量增加了脆性骨折的风险。另外，与老年人骨质疏松相关的因素是肌肉骨骼系统的结构整合度，这主要受骨骼重量和骨矿物含量的影响。男性和女性的骨质损失从 30 岁左右开始，直到 50 岁每年减少约 1%，围绝经期开始每年下降 2%～3%。女性的骨质损失率更高，这也是老年女性骨质疏松和骨折发生率更高的原因。

老年人大部分骨质和肌肉损伤共存，患有肌少症的中老年男性比骨骼肌质量正常的男性更容易患骨质疏松症。患有骨质疏松症合并肌少症的人更容易跌倒，往往一跌倒就会骨折，特别是髋部骨折。同时，骨折又加重了废用性骨质疏松（因肢体运动障碍引起骨矿含量的减少导致骨质疏松），骨量的丢失，导致肌肉进一步萎缩，使老年人更容易跌倒并再次发生骨折，如此形成一个恶性循环，最终导致老年人的死亡率大大提高。无论男女，肌肉减少都与骨质疏松症相关。

# 第三节　如何增强骨骼肌

## 一、营养均衡

充足的蛋白质对肌肉生长和维持非常重要，因为肌肉的形成要经过"肌纤维撕裂—身体自动修复—形成更粗的肌纤维"这一过程，修复过程需要蛋白质等营养物质。与老年人肌肉减少症和骨质疏松症联系最紧密的营养物质是维生素 D、维生素 K、蛋白质和抗氧化剂（包括类胡萝卜素、硒、维生素 E 和 C）。富含蛋白质的食物主要有乳制品、鱼、肉、豆制品等，富含维生素 D 的食物主要有干香菇、鸡蛋、海鱼等。蛋白质的补充需要在一日三餐中均匀进行，每顿饭都吃点，这样才能达到好的吸收效果。比如，早餐可以包括一个鸡蛋、一杯牛奶，中餐需有二两（1 两 = 50 g）瘦肉、二两鱼肉或虾，晚餐含有一块豆腐等。再加上我们平时的蔬菜和主食，这样基本就能维持正常的蛋白质需求。保证营养均衡摄入对于保持肌肉和骨骼的健康、降低摔倒和骨折的风险具有重要意义。但是，如果过度摄入热量，反而可能会导致糖尿病等其他慢性病发生。因此，应注意每餐进食的热量。表6-3 是 65 岁以上老年人推荐最佳蛋白质膳食摄入量。

表6-3　65 岁以上老年人推荐最佳蛋白质膳食摄入量

| 人群 | 推荐膳食蛋白质摄入量/［g/（kg·d）］ |
| --- | --- |
| 健康的老年人 | 1.0 ~ 1.2 |
| 参加耐力和阻力运动健康的老年人 | 1.2 |
| 患有急症或慢性疾病的老年人 | 1.2 ~ 1.5 |
| 患有严重疾病或受伤的老年人 | >1.5 |

有的老年人饮食单一，食欲减退，以及自身对蛋白质的消化吸收能力减弱，很难通过饮食摄入足够的蛋白质，所以必要时应给予蛋白口服营养补充剂，及时补充营养。

## 二、适当强度的运动

运动对改善骨骼质量有重要作用。运动形式和强度多样，但中等强度的运动是对身体比较好的。中等强度的运动负荷可以理解为"一边运动一边能与旁边的人对话"。例如，上下楼梯、慢跑、散步、深蹲、单腿站立等。除了这些运动，做一些如洗衣服、打扫卫生等的家务也可以起到类似的运动效果。适度运动可以增强骨骼肌力量、质量，以及增加老年人基础代谢率、提高肌蛋白合成速率、促进蛋白质合成。恰当的抗阻训练对于老年人是安全的，50～60岁才开始力量训练的人和身体虚弱的人可以采用负荷略低的抗阻训练。现代化的生活方式剥夺了不少人的运动机会，缺乏运动和久坐不动的人群肌肉质量在30岁以后减少更为严重，所以养成良好的生活习惯对保持肌肉功能有一定的作用。

## 三、药物干预

治疗骨质疏松症的常用药物有减缓骨吸收的药物如双膦酸盐、选择性雌激素受体调节剂（SERMs）、抗RANKL单克隆抗体，刺激骨形成的药物如甲状旁腺激素和特立帕肽，以及对骨吸收和骨形成都起作用的雷奈酸锶。虽然已经提出几种药物包括重组合成代谢激素、血管紧张素转换酶抑制剂（angiotensin converting enzyme inhibitors，ACEIs）和抗肌肉生长抑制素药物可预防或对抗肌肉减少症，但它们的使用距离临床实践还很远。

随着老年人口的增长，与年龄相关的肌肉减少症、骨质疏松症等疾病给社会带来了巨大的经济负担。尽管骨质流失的阈值已达成共识，可有效评估其风险性，但预防策略仍不理想。骨质疏松症常与老年人肌肉减少症共存，但对于肌肉减少症，仍需大量的临床数据来定义和评估。无论是骨质疏松症还是肌肉减少症，如果不及时发现和治疗，都会导致肌肉骨骼系统的结构和功能发生不可逆恶化，从而损害其功能，使老年人更容易发生跌倒、骨折和永久性残疾。

（曹金　张顶梅）

# 第七章　科学补钙需要多种元素协同作用

## 第一节　维生素D₃和钙的协同作用

　　即使我们摄入了足够的钙，也不能保证就不缺钙了，因为钙的吸收和利用受到很多因素的影响。比如，钙的吸收与年龄有关，老人对钙的吸收能力减弱，很容易缺钙。无论你平时吃了多少钙片、喝了多少牛奶、吃了多少蔬菜等等，即表面上补的钙很多，但如果身体不吸收，补再多也不起作用。我们身体对钙的吸收需要维生素 $D_3$ 的参与，可以毫不夸张地说，如果钙是骨骼健康必不可少的原料，那么维生素 $D_3$ 就是搬运钙的"调度员"。另外，合成维生素 $D_3$ 需要晒足够的太阳。但很多人户外时间较少，不能合成足量的维生素 $D_3$，也会出现缺钙，甚至引起佝偻病。所以，如果补钙的效果不好，还要看是不是缺乏维生素 $D_3$ 了。

　　维生素 $D_3$ 作为一种脂溶性的维生素，具有类似激素的作用，在补钙的同时服用维生素 $D_3$，可以进一步促进机体小肠和肾小管对钙的吸收，从而调节机体血钙的平衡。维生素 $D_3$ 主要与甲状旁腺共同作用，维持血钙的水平稳定，它是钙、磷代谢重要的调节因子之一，维持着钙和磷的正常水平，这对正常骨骼的矿化、肌肉收缩、神经传导以及体内细胞的功能发挥都是必需的。同时，维生素 $D_3$ 还具有免疫调节功能，可以改变机体对感染的反应。补钙应同时补充维生素 $D_3$，主要是因为维生素 $D_3$ 能够促进钙更好地吸收，可以参与钙的代谢，进而能达到补钙强骨的目的。足量的维生素 $D_3$ 可以预防佝偻病和骨质疏松症，人体缺乏维生素 $D_3$，容易导致儿童的骨骼不能正常钙化，从而引起骨骼变软和弯曲变形，也就是常说的佝偻病；如果发生在成人，尤其是孕妇、哺乳期妇女和老年人身上，容易导致成熟的骨骼脱钙，从而发生骨质软化或骨质疏松症。

维生素 $D_3$ 促进肠钙的吸收，提高血钙浓度，使钙在骨中沉积，给骨矿化提供原料。从十二指肠到结肠的肠黏膜细胞中都有 $1,25\text{-}(OH)_2D_3$ 的受体，其在十二指肠分布最多。在基础状态，正常成人空肠部位的净钙吸收是回肠的 3 倍。若给予 $1,25\text{-}(OH)_2D_3$ 一周后，空肠和回肠的钙吸收都显著增加，而且回肠的钙吸收率可达到空肠的水平。结肠在 $1,25\text{-}(OH)_2D_3$ 的作用下，钙吸收率也会明显增加。钙从小肠进入细胞外液的主动转运主要通过 $1,25\text{-}(OH)_2D_3$ 诱导的钙结合蛋白而加以调节。肠钙吸收的效能随年龄增长而降低，即增龄使食物钙吸收的百分比减少，这与 $1,25\text{-}(OH)_2D_3$ 水平相对低下、肠道细胞内维生素 $D_3$ 受体较少及其他钙主动吸收机制紊乱有关。

成骨细胞是 $1,25\text{-}(OH)_2D_3$ 作用的重要靶器官，生理量的 $1,25\text{-}(OH)_2D_3$ 可刺激成骨细胞活性，促进骨形成；位于成骨细胞上的 $1,25\text{-}(OH)_2D_3$ 受体可促进骨桥蛋白（osteopontin，OPN）、骨钙蛋白的合成，参与骨的形成和矿化。$1,25\text{-}(OH)_2D_3$ 也是破骨细胞形成所必需的成分，是一种很强的骨吸收刺激因子，是维生素 D 受体通路的代表因子，参与破骨细胞的形成和激活过程。所以 $1,25\text{-}(OH)_2D_3$ 既能促进肠道钙的吸收，又能增强成骨细胞活性，对骨的矿化和形成有促进作用；同时又可增加破骨细胞活性、促进旧骨吸收，从而在骨代谢过程中起重要作用。

2016 年，美国国家骨质疏松基金会从 PubMed 数据库中检索 2011 年 7 月 1 日至 2015 年 7 月 31 日期间的补充钙和维生素 D 与预防骨折的随机对照研究，在 30 970 例参与者中，有髋部骨折 195 例和所有骨折 2 231 例。分析结果显示：同时补充钙和维生素 D 能够显著降低髋部骨折风险和显著降低总的骨折风险。

在补钙和维生素 D 时，我们还要注意以下几点。

（1）随餐服用。钙和维生素 D 如果空腹服用几乎没有什么意义，一定要随餐服用。此处的餐不是指高蛋白、高盐、高脂肪食物，而是普通饮食。因为钙要在弱酸环境下吸收，且钙的吸收不是在胃里，而是在小肠。所以补钙时吃一点面包、奶制品等，既可以中和部分胃酸，又可以保护胃黏膜，这样钙就能充分通过胃到达小肠或十二指肠并被有效吸收。维生素 D 是脂溶性维生素，身体吸收需要脂肪和胆汁的协助。

（2）分次服用。钙和维生素 D 的吸收是有饱和度的，建议分次服用，一般一天分早晚两次是比较合理的。

（3）长时间服用。营养素的补充最重要的是坚持，国际上认为钙和维生素 D 对疾病可能存在预防作用，但如果没持续足够的时间，则很难产生健康效应，对一些中老年人来讲更是如此。体内钙的流失与补充不是短时间就能改善的。

（4）在阳光的照射下，人体的皮肤就可以自动合成维生素 $D_3$，所以很多医生或营养师会建议成人每天晒太阳 20 min 以上，以促进维生素 $D_3$ 的合成，帮助钙的吸收和利用。不过，考虑到紫外线很容易把人晒伤，建议避免在强烈阳光下直接暴露。

（5）调整饮食结构，日常膳食中有意地增加富含维生素 D 的食物。含维生素 D 多的食物，主要有海鱼（比如沙丁鱼）、动物肝脏、蛋黄、核桃等。

（芮奕　秦正红）

# 第二节　维生素 K、维生素 D 和钙的协同作用

过去几十年中虽然补充钙和维生素 D 已经非常普遍，但是在防治骨质疏松和骨折方面的效果不尽如人意。后来的研究发现，虽然维生素 D 能促进钙的吸收，提高血钙浓度，但是血中的钙并不一定就能进入骨骼，增加骨密度。钙进入骨骼还需要另一种维生素，即维生素 K 的帮助。维生素 K 对人体具有多种作用，但是最重要的作用是维生素 $K_2$ 促进骨形成和抑制骨吸收。

补充维生素 D 和维生素 K 可以使我们的骨骼更加强壮，并且也能使心血管更健康，最重要的是维生素 K 还能和维生素 D 一起共同维持免疫功能。这两种维生素比任何其他两种维生素都能更好地协作，共同使身体里最重要的矿物质之一——钙进行正确输送。实现这一目标不仅可以维持骨骼健康，还可以维持心血管健康。值得注意的是，维生素 $D_3$ 通过诱导小肠产生钙结合蛋白提高肠壁对钙的吸收来增强钙的输送。几项研究表明，维

生素 $K_2$ 和 $D_3$ 具有协同作用，维生素 $K_2$ 和 $D_3$ 的组合增强了骨细胞中骨钙素的积累。维生素 $K_2$ 使成骨细胞分泌的初级骨钙素"羧化"，只有在被加上了 3 个羧基后，骨钙素才能变成活性骨钙素，形成"钙爪"，将血液中的钙离子抓取并沉积到骨骼中，从而起到强健骨质、增加骨密度的作用。

另外，维生素 $K_2$ 能够合理调节钙离子沉积，并将错位沉积的钙离子移除，防止软组织和血管钙化，对动脉粥样硬化、骨与关节病变、高血压以及帕金森病都有不可替代的抑制和修复作用，是骨骼和血管健康的缔造者。维生素 $K_2$ 和维生素 $D_3$ 可以增加 MGP，MGP 通过聚集在动脉内膜的弹性纤维周围和防止钙结晶沉积来保护血管不被钙化。一些研究者认为 MGP 是目前已知的最有效的软组织钙化抑制剂。概括地说，维生素 $K_2$ 的主要作用是：（1）让钙留在骨骼和牙齿；（2）减少软组织中的钙化，防止钙在组织中积累。MGP 由血管平滑肌细胞合成，和骨钙素类似，MGP 也只有被维生素 $K_2$ 激活后才能具备抓取钙离子的能力。而 MGP 主要抓取的是在血管中沉积的钙离子，从而防止血管钙化的发生。所以，维生素 $D_3$ 和 $K_2$ 共同调节钙水平，确保体内有足够的钙，并且在正确的位置。

维生素 $D_3$ 和维生素 $K_2$ 具体是如何协同作用的呢？

体外研究显示，MGP 基因的启动子含有维生素 D 反应元件，在与维生素 D 结合以后可以增强 MGP 的表达。动物实验发现，维生素 $D_3$ 可以直接影响 γ-羧化酶系统，也就是说维生素 $D_3$ 的浓度与维生素 $K_2$ 依赖性蛋白的生物活性有关系。

越来越多的证据表明，在减少骨折的风险和改善骨质量方面，维生素 $D_3$ 和维生素 $K_2$ 之间的协同作用体现在维生素 $D_3$ 引导钙从肠道吸收到血液中，维生素 $K_2$ 从血液中将钙引导到骨骼中（图 7-1）。钙就像一根接力棒，维生素 $D_3$ 和 $K_2$ 就像接力棒游戏中的跑步者。单独服用，两种维生素都有多种好处，但要充分利用钙并从中受益，应同时补充维生素 $D_3$ 和 $K_2$。在服用维生素 $D_3$ 而不服用维生素 $K_2$ 的情况下，钙可能无法正常转移到骨骼中，而是进入血管组织。钙化具有两面性，血管钙化会增加心脑血管疾病的风险，但骨骼必须经过钙化才得以坚硬。羧化的 MGP 以血管钙化抑制剂被人们熟知，MGP 还可以调节骨基质的钙化，促进正常骨骼的生长发育。也就是说，MGP 可以使不该钙化的地方不出现钙化，该钙化的地方出现钙化（图 7-2）。

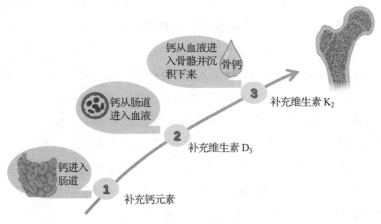

**图 7-1　维生素 D$_3$、K$_2$ 和钙的协同作用**

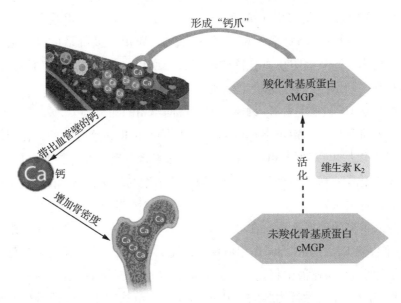

**图 7-2　维生素 K$_2$ 活化 MGP 调节骨基质的钙化**

补充钙，应该选择维生素 K$_2$ 与 D$_3$ 的复合制剂，因为它们铺设了一条从"肠钙"到"血钙"再到"骨钙"最终通往骨骼健康的"高速公路"，更能增进钙吸收。

（芮奕　张顶梅　秦正红）

# 第三节　镁、锌与钙、维生素 $D_3$
# 和维生素 $K_2$ 的协同作用

很多人以为吃钙片、维生素 $D_3$ 就能防治骨质疏松症，其实没有这么简单。维生素 $D_3$ 只是帮助更好地吸收钙，事实也证明补钙和维生素 $D_3$ 并没有产生理想的效果。后来人们又发现了维生素 $K_2$，明白了钙进入骨骼需要维生素 $K_2$。这个发现被称为补钙的一个革命性里程碑，大大提高了对骨质疏松症的治疗效果。但是科学家的研究还发现了其他的一些问题，即一些骨质疏松症患者补充了钙、维生素 $D_3$ 和维生素 $K_2$ 也没有获得理想的治疗结果。骨骼中还有一些其他元素对骨健康有重要影响，其中之一就是镁元素。

矿物类营养元素，即无机盐类营养元素在人体中有数十种，根据含量高低分为常量元素（钙、磷、钾、钠、氯、镁等）和微量元素（铁、铜、锌、碘、硒等）。镁属于人体营养素——矿物质元素中的一种，属于矿物质的常量元素类。镁是我们体内必需的矿物质，也是人体内第四多的矿物质。人体中的镁 60% ~65% 存在于骨骼和牙齿中，27% 存在于软组织中。骨密度由高度矿化的无机盐（钙、磷、镁等）组成。骨质量主要由有机骨基质胶原纤维组成，胶原蛋白合成必须有微量元素参加，特别是镁、铜、锰和锌。研究表明，对骨质疏松症的防治，补钙和维生素 D 的同时补充适量的镁、锰、铜和锌效果会更好。

## 一、镁和钙在成骨过程中的协同作用

镁对身体的作用不仅仅在于骨骼，镁参与身体几百种生化反应。① 作为酶的激活剂，参与 300 种以上的酶促反应，如糖酵解、脂肪酸氧化、蛋白质的合成、核酸代谢等。② 促进骨的形成。镁在骨骼中含量仅次于钙、磷，是骨细胞结构和功能所必需的元素，对促进骨形成和骨再生，维持骨骼和牙齿的强度和密度具有重要作用。③ 调节神经肌肉的兴奋性。镁、钙、钾离子协同维持神经肌肉的兴奋性，血中镁过低或钙过低，兴奋性均增高。④ 保护心脏。镁是心脏正常功能所必需的，适当的镁含量可以保持心脏健康，因为镁可以使血管壁松弛，从而降低血压。⑤ 预防糖尿病。镁在人体的能量代谢中起着重要的作用，镁含量水平低的人比水平正常的人更容易患 2 型糖尿病，患有 2 型糖尿病的人也容易失去更多的镁，从而导致血糖控制不佳。镁有助于胰岛素的降血糖作用，反过来胰岛素又有助于镁的吸收。

骨骼中的镁元素与钙和磷不同，并不构成羟基磷灰石结构，它吸附在羟基磷灰石表面，维持骨的韧性。骨骼中羟基磷灰石结晶中钙、磷与镁的分子结构比约为 8∶5∶1。其中，只有一小部分镁可以与骨骼外镁自由交换。然而，这部分镁的自由交换在钙和骨骼代谢过程中起重要作用。镁缺乏可引起其他各种症状，包括低钙血症、低钾血症、心脏和神经系统症状。长期镁摄入不足可以导致一些慢性疾病，包括糖尿病、高血压、失眠、骨质疏松症等。动物试验表明，镁缺乏导致骨强度和骨量降低，骨发育不良，骨形成和骨吸收不平衡。因此，镁缺乏可能是骨质疏松症的危险因素之一。

镁和骨骼的关系包括这样几个方面。

### 1. 镁是促进钙吸收的关键

① 在人体需要的多种矿物质当中，钙和镁关系密切、相辅相成。缺镁可以对钙的代谢造成影响，补充镁可以减少骨骼中钙的丢失。钙和镁都是对骨骼健康至关重要的矿物质，它们皆可以促进骨形成和骨再生，所以在补钙的同时，要注意镁的摄入。坊间有话说："补钙不补镁，补了也后悔。"钙和镁之所以要同时补充，因为补钙容易造成钙镁失衡，身体里的钙多了会把镁元素赶走，所以补钙的同时要补充镁元素。一般镁和钙的比例为 2∶1 时最有利于身体吸收，比如补充 800 mg 的钙应同时补充 400 mg 的镁。

② 镁可调节甲状旁腺素（PTH）和降钙素的平衡。PTH 和降钙素是调节钙在骨、软组织、血液中含量的激素。当组织、血液中缺钙时，PTH 分泌，钙从骨中释出，使骨质钙减少，血钙升高。镁可抑制 PTH 释放并刺激降钙素分泌，帮助钙进入骨，预防骨质疏松症和血管钙化。

③ 镁促进钙的吸收利用还与镁催化、激活多种酶的活性，参与许多与骨代谢有关的生化反应有关，如碱性磷酸酶需要镁激活，缺镁可使碱性磷酸酶降低及胶质形成降低。

④ 镁缺乏则钙吸收不良，没有足够的镁，钙不能充分吸收。

### 2. 镁可调节细胞内外的钙离子，防止钙过载

镁为天然的钙拮抗剂，可调节细胞内外钙的流向。细胞内钙含量为细胞外的万分之一。如果细胞内钙升高，细胞会失去活力，细胞功能也会失常而引起相关疾病。低镁时增强钙内向流，高镁时阻滞钙内向流。镁缺乏时细胞内钙增高，不能通过镁依赖性钙-ATP酶，从细胞内排出钙，结果引起细胞内线粒体及其他细胞器的钙化。故镁与钙必须平衡，补钙的同时也应补镁，防止低镁高钙血症。

### 3. 镁缺乏可引起骨质疏松

骨质疏松症患者骨镁、血镁降低。老年人镁摄入及吸收均降低，故其体内镁含量低，嗜酒者、糖尿病患者更易缺镁。绝经后妇女为低镁状态，老年骨质疏松症妇女血清镁低，骨活检镁在骨质疏松症患者骨内含量为 $(0.6 \pm 0.1)$ mmol/g，远低于正常人骨内镁含量。

研究发现镁缺乏可使骨质减少、骨变窄，胫骨变薄。镁缺乏使骨胶原及骨碱性磷酸酶降低。镁缺乏引起骨质增生、骨膜瘤、骨质溶解，补镁后这些情况消失。常见的镁缺乏是整体镁及骨镁降低，骨骺及骨干的生长盘变薄，并减少了软骨细胞组织的数量，成骨细胞的骨形成减少，血清及骨的碱性磷酸酶、骨钙素降低，提示成骨细胞功能降低。

## 二、镁与维生素 $D_3$ 和维生素 $K_2$ 的相互作用

人们比较熟悉的是维生素 $D_3$ 可帮助肠道吸收钙，但维生素 $D_3$ 需要在肝脏和肾脏经过活化才能发挥作用。然而没有足够的镁，可造成维生素 $D_3$ 活化障碍。镁通过影响维生素 $D_3$ 羟化成为有生物活性的维生素 $D_3$，影响钙的吸收。

维生素 $K_2$ 与镁盐在骨形成中具有特殊的协同增效作用，特别是因镁盐不足导致骨胶原质早熟、矿化缺损及超微骨结晶成核性质变异时，维生素 $K_2$ 能弥补及改善在高骨密度时缺镁状况下大鼠的骨机械强度。鉴于维生素 $K_2$ 与镁盐对提高骨强度有不可分割的协同增效作用，临床实践中发现，维生素 $K_2$ 与维生素 $D_3$、锶盐、镁盐及DHA形成的营养组合对腰椎、股骨颈

等骨密度及骨质量的提高比双膦酸盐或雷尼酸锶的效果更好，对前期单独使用双膦酸盐无效的骨质疏松症患者具有明显的效果。

## 三、镁的食物来源与补充

镁虽普遍存在于食物中，但食物中的镁含量差别很大。由于叶绿素是镁卟啉的螯合物，所以绿叶蔬菜富含镁。食物中诸如粗粮、坚果也含有丰富的镁，而肉类、淀粉类食物及牛奶中镁的含量却属中等。一部分人由于饮食过度精细，不但无法摄入足够的镁，还因为酒、咖啡、碳酸饮料的饮用让体内的镁持续流失，使镁缺乏成为第二常见的营养元素不足症（第一是维生素 D 缺乏）。从饮食中摄取的镁在全肠胃均可被消化吸收，消化吸收率一般为 30%。饮食中另外摄取的乳清蛋白、碳水化合物有推动镁消化吸收的功效。谷类、蔬菜水果、新鲜水果等含过多的植物酸、纤维素和磷，可妨碍镁的消化吸收。严重的镁缺乏现象在健康人群中是很少出现的，但在酗酒、胃肠道疾病，以及使用利尿剂、质子泵抑制剂、免疫抑制剂及接受化疗等因素的影响下，远曲小管的重吸收减少，而肾脏排泄增加，会加剧镁的丢失。据估计，全世界有 2.5% ~ 15% 的人口患有不同程度的低镁血症。

中国营养学会建议，成年男性每天约需镁 350 mg，成年女性约为 300 mg，孕妇以及哺乳期女性为 450 mg，2 ~ 3 岁儿童为 150 mg，3 ~ 6 岁儿童为 200 mg。

日常如何补充钙和镁呢？

生活中常见的含镁食物有深海鱼、虾、蟹以及花生、杏仁、大麦、小米和黑麦等，常见含钙的食物有肉蛋奶、豆制品、坚果、海鲜等。对于有补充钙或镁需求的人群而言，一般建议二者同时补充效果更好。钙镁片是一种理想的补钙产品，它不仅有利于吸收，而且对于骨骼健康有帮助。

## 四、锌对骨骼的作用

钙、镁、锌是身体不可缺少的微量元素。锌起着多种重要的生理作用，对健康骨骼的生长、发育和维持也是必不可少的。成人体内含有 2 ~ 3 g 锌，大约85%的锌存在于肌肉和骨骼中，血液里的锌含量比较稳定。

锌参与人体内许多金属酶的组成，人体内超过300种酶需要锌参与，按功能划分的六大酶类——氧化还原酶类、转移酶类、水解酶类、裂解酶类、异构酶类和合成酶类，每一类均有含锌酶。人体内重要的含锌酶有碳酸酐酶、胰羧肽酶、DNA聚合酶、醛脱氢酶、谷氨酸脱氢酶、苹果酸脱氢酶、乳酸脱氢酶、碱性磷酸酶、丙酮酸氧化酶等。它们在组织呼吸以及蛋白质、脂肪、糖和核酸等的代谢中有重要作用。

一般认为，钙、维生素D和镁是防止骨质疏松症发生的重要物质。然而，还有一种被忽略的微量元素也很重要，这就是锌。锌既是骨的组成部分，又参与骨的代谢过程。锌是成骨细胞分化标志性酶——碱性磷酸酶（ALP）的辅基，补锌可增加ALP活性。锌元素还是骨代谢过程中多种关键酶的主要辅助因子，对于骨骼生长发育和维持至关重要。锌能防止骨骼破裂，并刺激新的骨骼形成。它是构建骨骼的基石之一，并能减少可能损害骨骼的炎症。锌也是维生素D在细胞内正常工作所必需的。几种维生素D依赖性基因的表达受锌含量的影响。大鼠的动物实验发现，缺锌组大鼠股骨骺生长板软骨细胞畸形、数量减少，骺端骨小梁纤细、疏松，排列紊乱，骨髓腔相对扩大，骨小梁体积显著减少，骨小梁板密度降低，骨小梁间隙增大，血清骨钙素和生长激素含量减少。缺锌一方面通过降低生长激素水平抑制骺软骨细胞增殖分化，从而使软骨内骨化障碍，骨骼生长迟缓；另一方面抑制成骨细胞活性，破坏成骨细胞和破骨细胞之间的动态平衡，导致骨骼骨量生成减少，骨重塑和骨再建不良，骨空间结构紊乱。类似的改变也在缺锌的猕猴骨骼和儿童腕关节中发现，表明缺锌可以引起骨骼生长迟缓，骨骼形态结构异常。

骨质疏松使体内锌代谢发生很大变化，骨质疏松症患者尿锌排泄量增加，绝经后女性骨质疏松症患者尿锌排泄量显著增加。导致老年人骨质流失的一个因素可能是亚临床锌缺乏，这是饮食中锌的摄入减少、吸收减少和流失增多所致。在一项为期2年的试验中发现，补充钙的健康老年妇女的骨丢失可以通过同时增加锌、锰、铜等微量矿物质的摄入而被阻止。

随着中年开始的骨矿物质密度逐渐下降，维持体内足量的锌水平对保持骨骼健康尤为必要。锌和维生素D有相互作用，对36例维生素D缺乏的佝偻病儿童的研究表明，维生素D缺乏的佝偻病组比健康组缺锌发病率明显增高。36 例患儿采用维生素 D 联合锌铁钙复合制剂治疗，临床疗效更显著，血钙、锌、磷水平，25-（OH）D$_3$ 及骨密度相对更高，碱性磷酸酶相对降低，X 线片骨改善情况更佳。

流行病学调查表明，因为人体储存锌少，所以轻度的锌缺乏很普遍，适当补锌有利于健康。食物中的锌比较缺乏，大多数食物中的锌都会在加工过程中丢失。在成年男性和绝经后女性中，低膳食锌摄入和低血锌水平与骨质疏松症相关。中年人每天口服锌（20 ~ 40 mg），并与其他必需的骨骼养分相结合，有助于保持骨骼强壮直至老年。

锌的最大摄入量是每天 15 mg，WHO 建议每天需摄入 6.5 mg。可通过改善饮食增加锌的摄入，贝类食物如牡蛎、蛤蜊等含有较多的锌，其他食物如动物肝脏、鱼类和蛋类也含有较多的锌。如缺锌较严重，可以服锌制剂。营养性锌缺乏症患者可用二价锌剂治疗，一般疗程为 3 个月至 1 年。但要注意，补锌不可过量，过量也有害。锌过量可影响铜、铁离子代谢，导致铜缺乏综合征，故必须在医生指导下服用锌剂。

（芮奕　秦正红）

# 第四节　磷协同维生素 D 对骨质疏松症防治的重要性

## 一、骨中的磷

磷是维持骨骼健康的主要因素之一，磷在人体内的含量仅次于钙，约占体重的 1%。成年人体内磷的含量是 500 ~ 600 g。在骨组织中，磷主要以无机磷的形式存在。磷酸盐主要以羟基磷灰石的形式与钙络合，剩余的磷酸盐表现为无定形磷酸钙，即与钙一起构成骨盐成分。骨是人体内钙和磷的储存库，骨的矿化实际上就是钙、磷等无机矿物质以晶体的形式沉积在骨基质的过程。

在生物系统中，磷以磷酸盐的形式存在，这两个术语通常可互换使用。磷酸盐是人体中最丰富的阴离子。维持生理磷酸盐平衡对骨骼健康具有至关重要的生物学意义，磷水平直接影响细胞能量代谢、细胞信号传导、蛋白质的合成、骨骼的发育和骨骼完整性。足量的磷酸盐对成熟软骨细胞的凋亡过程至关重要。例如，如果没有足量的磷，软骨细胞凋亡过程就会被抑制，包括新骨生成在内的正常生理过程将被阻断，从而导致软骨病和生长迟缓。此外，低磷导致羟基磷灰石的形成不足，引起骨软化。

## 二、磷稳态及其影响因素

磷是人体的必需元素，在多种生物过程中发挥着重要作用。含磷化合物在细胞结构、细胞代谢、亚细胞过程的调节、酸碱稳态的维持以及骨的矿化中具有重要作用。全身80%～85%的磷酸盐位于骨骼内，而约15%存在于细胞内。血浆中的磷酸盐不足全身储存量的1%。在 pH 为 7.4 时，磷酸盐以 $HPO_4^{2-}$：$H_2PO_4^-$ ≈4：1 的比例存在于血浆中。虽然血浆中的大部分磷是游离的，但大约10%是与蛋白质结合的，5%与钠、钙和镁等结合。90%～95%的血浆磷酸盐在肾小球是可滤过的。血浆磷酸盐浓度随年龄变化而变化，最高浓度出现在婴儿时期（正常范围为 1.50～2.65 mmol/L），婴儿需要更多的矿物质来促进骨骼生长和软组织的形成，成年后浓度下降（0.8～1.5 mmol/L）。磷经肠道吸收，并通过肾脏排泄。因此，在肠道和肾脏中，磷酸盐吸收和重吸收分别随着年龄的增加而逐渐下降，这与钠-磷酸盐共转运蛋白的基因表达下降有关。

正常成年人一天内磷摄入在 20 mg/（kg·d）左右。其中，约 16 mg/（kg·d）在肠近端被吸收，主要在空肠中（图7-3）；大约 3 mg/（kg·d）通过胰腺、胆汁和肠道分泌物分泌到肠道中，尿液中排出的磷量相当于肠道中吸收的磷量，即约 13 mg/（kg·d），而约 7 mg/（kg·d）存在于粪便中。因此，在代谢磷酸盐平衡和正常肾功能的状态下，尿液中出现的磷的量可以作为肠道吸收量的大致近似值。在磷摄入不足或肠道对磷吸收不足而导致的磷酸盐缺乏状态下，尿磷含量较低。吸收的磷进入细胞外液，并根据需要进出骨骼［约 3 mg/（kg·d）］。骨重塑速率在维持血浆磷浓度方面很重要，因为不成比例的骨吸收增加将导致血浆磷浓度升高，而骨矿化增加将导致血浆磷浓度降低。

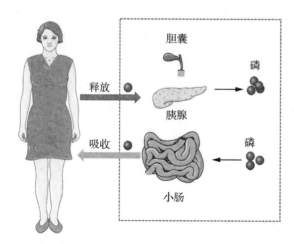

**图7-3 磷的体内代谢**

将磷的血浆浓度维持在正常范围内对于许多关键的细胞活动至关重要，包括能量代谢、信号转导、骨形成、神经信号传导、肌肉收缩等。影响磷酸盐稳态的因素主要有以下三种：① 饮食中磷酸盐的摄入和吸收；② 骨化三醇增加了肠道和骨骼对磷酸盐的吸收；③ 甲状旁腺激素直接影响骨中磷酸盐的吸收并减少其在近端小管的重吸收，以及通过刺激骨化三醇的产生间接影响磷稳态。

此外，最近的研究结果也证明了一些影响磷稳态的其他因素，如成纤维细胞生长因子-23（FGF-23）。FGF-23是一种骨源性激素，它作用于其主要靶器官——肾脏，参与调节磷、钙和钠的重吸收以及活性维生素 $D_3$ 的合成。

1. 肠磷吸收调节磷稳态

在人体中，磷的主要吸收部位在小肠，其中以十二指肠及空肠部位吸收最快，回肠较差。在肠道，有机磷必须转变成无机磷才能被吸收。肠磷吸收同肠钙吸收一样，也是通过细胞介导的主动转运机制及旁细胞途径的弥散方式两条途径来实现。在肠道吸收后，磷以无机磷酸盐的形式经2次主动转运通过细胞膜，其中磷酸盐作为细胞内主要的阴离子存在。磷酸盐在肠道的吸收主要是由于肠壁具有可以转运磷酸盐的蛋白，这些蛋白主要存在于空肠，故空肠吸收磷速度最快。

维生素D是保证磷有效吸收和利用的基础。维生素D缺乏时，磷吸收减少，使成骨细胞合成骨基质和胶原纤维时不能进行钙化，这会导致骨骺端出现膨大和变宽的骨样组织，骨结构变软不能支持体重则发生畸形。幼儿在生长时期及成人缺乏维生素 D 时，钙、磷吸收障碍可分别发生佝偻病和骨软化症。此外，FGF-23 可以通过抑制肠磷吸收蛋白的表达从而抑制其介导的肠磷吸收，其机制可能是通过 $1,25(OH)_2 D_3$-VDR 途径调节肠磷吸收蛋白表达。

### 2. 尿磷重吸收调节磷稳态

体内磷的排泄有两种形式：一是粪磷，量很少；二是尿磷，是体内磷排泄的主要形式。肾小球每日滤过磷约 5 g，其中 85% ~90% 被近曲小管重吸收。饮食中磷含量是影响尿磷排泄量的重要因素，尿磷与其呈显著的正相关，随磷摄入量增加，尿磷可显著增多。在体内，维持磷平衡的主要因素是肠道吸收和肾脏转运，而起决定因素的是肾脏转运，其主要调节激素是甲状旁腺激素（PTH）。人体在摄入大量磷后血磷增高，一方面使肾小球滤过磷增加；另一方面刺激 PTH 分泌增加，使肾小管重吸收磷减少，最终尿磷增加使得血磷保持平衡。当肾小球滤过率 < 30 mL/min 时，肾小球滤过磷明显减少，在甲状旁腺功能减退时，PTH 合成、分泌减少，肾小管重吸收磷增加，两者均可导致高磷血症。而在远曲肾小管酸中毒或甲状旁腺功能亢进时，肾小管病变或 PTH 分泌增多均可使肾小管磷重吸收减少，从而导致低磷血症。就肾脏处理磷酸盐来讲，肾小管磷酸盐最大重吸收量与肾小球滤过率之比已被证明是临床上非常有价值的指标。

PTH 刺激肾脏中磷酸盐的排泄和骨化三醇的合成，而低磷酸盐和骨化三醇则直接抑制 PTH 的产生。在骨中，PTH 可以刺激 FGF-23 的产生，并在骨吸收增加后增加磷酸盐的释放。在肾脏中，FGF-23 抑制磷酸盐重吸收和 $1,25$-$(OH)_2 D_3$ 的合成；在甲状旁腺中，FGF-23 抑制甲状旁腺激素的产生和分泌。此外，高钙摄入会引起肾小管磷重吸收增加。而口服镁剂能使尿磷排泄减少。活性维生素 $D_3$ 对尿磷的作用是双重的。受血磷水平的影响，低血磷时，活性维生素 $D_3$ 使尿磷减少；在高磷状态时，它可使尿磷增加，血磷下降。

### 三、骨中磷酸盐的调节

在骨基质矿化过程中，足量的磷酸盐水平是维持成骨细胞和骨细胞活性的关键因素。无机磷是细胞外基质矿化过程中羟基磷灰石形成所需的两种主要离子成分之一。

骨中磷酸盐的含量与碱性磷酸酶也有密切关系。在低磷血症的情况下，碱性磷酸酶活性升高，通过细胞膜作用向骨细胞提供更多的磷酸盐。而一旦提供了足够量的磷酸盐，酶的活性就会降低。因此，碱性磷酸酶是骨内磷酸盐稳态的良好指标。因此，监测骨特异性碱性磷酸酶的活性可以得到精确的骨代谢的信息。此外，高水平的磷酸盐会抑制成骨细胞的活性，甚至导致成骨细胞死亡。而 FGF-23 因子可以保护细胞免受高水平磷酸盐的影响。

### 四、如何正确补磷

缺磷对人体是有害的。轻度缺磷，通常没有明显的症状；严重缺磷可以导致严重的临床后果，症状主要表现为以下几种。

① 神经精神症状，表现为烦躁不安、感觉异常，严重患者可能出现精神错乱、抽搐、昏迷，甚至死亡。

② 心血管系统的症状，严重的低磷血症可以导致能量代谢障碍，进一步导致严重的心肌病变，心排血量降低、低血压、充血性心衰。

③ 消化系统的症状，慢性低磷血症患者常常可以出现食欲不振、厌食、恶心、呕吐。

④ 骨骼肌肉系统的症状主要表现为肌无力、骨痛、佝偻病和病理性骨折。

此外，高磷血症对身体也是有危害的，除了引发继发性甲状旁腺功能亢进、肾性骨病、维生素 D 代谢障碍，还能引起心脑血管病变，是终末期肾病患者心脑血管疾病发生率和死亡率增高的重要因素。

磷酸盐普遍存在于天然食品中，主要来源是富含蛋白质的食物和谷物。牛奶及其制品是饮食中磷酸盐最丰富的来源之一。磷酸盐的其他良好来源是肉、鱼、禽蛋和花生。磷酸盐与几种膳食矿物质如钙、钠和镁相互作用。膳食中镁的增加会导致磷酸盐吸收的减少，而充足的钠对确保磷酸盐吸收至关重要。

研究表明，50 岁以上男性以及绝经前女性的钙磷比值与股骨颈或全身骨量呈正相关，增加钙摄入量和高钙磷比可能对成年人的骨量产生有利影响。老年骨质疏松症患者应至少接受部分磷酸钙制剂的治疗。

（卢海平　刘金月）

# 第五节　核桃油对补钙、维生素 $D_3$ 和维生素 $K_2$ 的作用

核桃油含有多种维生素，包括维生素 A、维生素 E、维生素 D、维生素 K、维生素 P 等，其中维生素 E 的含量最高。核桃油里还含有丰富的钙、锌、磷、钾等矿物质元素，对促进骨骼生长发育等有重要的作用。

补钙是核桃油的重要功能之一。这与核桃油含有丰富的维生素、矿物质以及不饱和脂肪酸有关。虽然核桃油的钙含量不高，但它含有的多种不饱和脂肪酸可以促进人体对脂溶性维生素 $D_3$、维生素 $K_2$ 和钙的吸收，从而提高人体对钙的吸收和利用。国外有研究表明，核桃油中的 $\omega$-3 不饱和脂肪酸可能通过减少骨吸收而对骨代谢具有保护作用。中老年人多吃核桃油可以提高骨骼的韧性和密度，防止骨关节疾病或骨质疏松症。

因此，核桃油可以作为补充钙、镁、维生素 $D_3$、维生素 $K_2$ 的一个十分合适的辅助食品。

（芮奕　秦正红）

# 参 考 文 献

［1］吕广明. 人体解剖学［M］. 北京：科学出版社，2016.

［2］ZHU X, ZHENG H. Factors influencing peak bone mass gain［J］. Front Med, 2021,15(1):53 – 69.

［3］中华预防医学会儿童保健分会. 中国儿童钙营养专家共识（2019 年版）［J］. 中国妇幼健康研究, 2019,30(3):262 – 269.

［4］WEAVER C M. Parallels between nutrition and physical activity: research questions in development of peak bone mass［J］. Res Q Exerc Sport, 2015,86(2):103 – 106.

［5］李恩,陶静华. 骨质疏松［M］. 石家庄：河北科学技术出版社, 2006.

［6］路洁昕. 糖尿病患者为何容易患骨质疏松症？该如何预防［J］. 大健康, 2021(2):14.

［7］宁吉喆. 第七次全国人口普查主要数据情况［J］. 中国统计, 2021(5):4 – 5.

［8］周建烈,刘忠厚. 补充钙和维生素 D 防治骨质疏松症的全球临床指南进展［J］. 中国骨质疏松杂志, 2017,23(3):371 – 380.

［9］李守信,翟秀丽,丁宁,等. 维生素 $K_2$ 对大鼠创伤性脑损伤的影响及其与 NLRP3 炎症小体的关系［J］. 中华麻醉学杂志, 2022,42(3):338 – 341.

［10］FERRUCCI L, BARONI M, RANCHELLI A, et al. Interaction between bone and muscle in older persons with mobility limitations［J］. Curr Pharm Des, 2014,20(19):3178 – 3197.

［11］PALLA A R, RAVICHANDRAN M, WANG Y X, et al. Inhibition of prostaglandin-degrading enzyme 15-PGDH rejuvenates aged muscle mass and strength[J]. Science, 2021,371(6528):eabc8059.

[12] LI G, ZHANG L, WANG D, et al. Muscle-bone crosstalk and potential therapies for sarco-osteoporosis[J]. J Cell Biochem, 2019,120(9): 14262 – 14273.

[13] DELMONICO M J, HARRIS T B, VISSER M, et al. Longitudinal study of muscle strength, quality, and adipose tissue infiltration[J]. Am J Clin Nutr, 2009,90(6):1579 – 1985.

[14] 耿娜,杨娜娜,丁庆明,等. 钙联合维生素 $D_3$ 预防老年人骨质疏松性骨折有效性和安全性的 Meta 分析[J]. 药品评价, 2022,39(4):291 – 303.

[15] BOUILLON R, ANTONIO L, OLARTE O R. Calcifediol (25OH Vitamin $D_3$) Deficiency：A Risk Factor from Early to Old Age[J]. Nutrients, 2022,14(6):1168.

[16] VELDURTHY V, WEI R, OZ L, et al. Vitamin D, calcium homeostasis and aging[J]. Bone Res, 2016(4):16041.

[17] EREMA S, ATFIFIB A, RAZZAQUE M S. Anabolic effects of vitamin D and magnesium in aging bone[J]. J Steroid Biochem Mole Biol, 2019 (193):105400.

[18] SATO T, SCHURGERS L J, UENISHI K. Comparison of menaquinone-4 and menaquinone-7 bioavailability in healthy women[J]. Nutr J, 2012(11):93.

[19] ARBOUR N C, DARWISH H M, DELUCA H F. Transcriptional control of the osteocalcin gene by 1,25-dihydroxyvitamin D-2 and its 24-epimer in rat osteosarcoma cells[J]. Biochim Biophys Acta, 1995,1263(2):147 – 153.

[20] 雷鹏蛟,王亮,马远征,等. 微量元素与骨质疏松的相关性研究进展[J]. 中国骨质疏松杂志, 2014(3):343 – 346.

[21] COHEN L, KITZES R. Infrared spectroscopy and magnesium content of bone mineral in osteoporotic women[J]. Isr J Med Sci, 1981,7(12): 1123 – 1125.

[22] 鲍善芬,李珍,丛涛,等. 镁的不同摄入水平对生长期大鼠钙、磷、镁代谢及骨骼的影响[J]. 营养学报, 2000(2):119 – 131.